Cómo cuidar el suelo pélvico

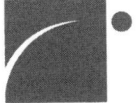

Cómo cuidar el suelo pélvico

Todo lo que necesitas saber para prevenir
y solucionar problemas en cada etapa de tu vida

Jane Simpson

Traducción de Carol Isern

Rocaeditorial

Título original: *The Pelvic Floor Bible*

Primera edición en lengua original inglesa
por Penguin Books Ltd., Londres.

© 2019, Jane Simpson
La autora hace valer sus derechos morales.
Todos los derechos reservados.

Primera edición: julio de 2021

© de la traducción: 2021, Carol Isern
© de esta edición: 2021, Roca Editorial de Libros, S.L.
Av. Marquès de l'Argentera, 17, pral.
08003 Barcelona
actualidad@rocaeditorial.com
www.rocalibros.com

Impreso por Liberdúplex

ISBN: 978-84-17968-23-6
Depósito legal: B 10211-2021
Código IBIC: MB, VFDW

Todos los derechos reservados. Quedan rigurosamente prohibidas,
sin la autorización escrita de los titulares del copyright, bajo
las sanciones establecidas en las leyes, la reproducción total o parcial
de esta obra por cualquier medio o procedimiento, comprendidos
la reprografía y el tratamiento informático, y la distribución
de ejemplares de ella mediante alquiler o préstamos públicos.

RE68236

Para William y Charles, con amor

Índice

Lista de ilustraciones 11
Introducción. 13

PARTE 1
Lo fundamental

1. ¿Qué es el suelo pélvico? Conoce tu anatomía 19
2. La guía definitiva de rehabilitación del suelo pélvico:
   herramientas y técnicas para fortalecer el suelo pélvico 26

PARTE 2
Abordar los problemas

3. ¿Volveré a saltar en la cama elástica de nuevo?
   Cómo comprender y abordar el estrés por incontinencia.... 49
4. Corriendo al baño: la vejiga hiperactiva
   y la incontinencia de urgencia 60
5. Parece que todo se hunde: tipos de prolapso vaginal 76
6. Embarazo, parto y suelo pélvico. 97
7. La menopausia y más allá de la menopausia. 114
8. Sexo y suelo pélvico. 133
9. Los intestinos. 156
10. Todos tenemos suelo pélvico: consejos para los hombres.... 173

Glosario	194
Agradecimientos	197
Índice analítico	199

Lista de ilustraciones

Capítulo 1
Suelo pélvico femenino.................................... 20
Suelo pélvico masculino................................... 20
Ano y esfínteres anales.................................... 22
Sistema urinario.. 23

Capítulo 2
Perineómetro de Kegel.................................... 28

Capítulo 5
Órganos pélvicos en la posición correcta............... 79
Cistocele... 80
Rectocele.. 81
Prolapso uterino.. 83

Capítulo 8
Vulva... 137
Vagina... 138

Capítulo 9
El recto y sus músculos.................................... 156
Uso de un taburete para abrir el intestino............... 162
Escala de heces de Bristol................................. 164

Capítulo 10
Suelo pélvico masculino................................... 174
Próstata.. 181

Introducción

Todos deberíamos realizar ejercicios de suelo pélvico. Y, cuando digo todos, quiero decir todos: jóvenes y ancianos, hombres y mujeres, vivan en la parte del mundo en que vivan. Los ejercicios de suelo pélvico son vitales para el bienestar físico, resultan increíblemente fáciles de hacer y, tal como irás viendo en este libro, pueden significar un profundo cambio en tu vida. Espero que lo que leas en las siguientes páginas no solo dé respuesta a todas las preguntas que puedas haberte planteado sobre este tema, sino que, además, genere un cambio en tu modo de pensar y te lleve a cuidar de tu suelo pélvico de la misma manera en que cuidas el resto de tu cuerpo.

La disfunción del suelo pélvico se da habitualmente en mujeres que o bien acaban de tener un hijo o bien están pasando por la menopausia. De todas formas, también afecta a los hombres, y normalmente se asocia a problemas de próstata. Pero lo que no es tan sabido es que la podemos sufrir todos en cualquier momento de nuestra vida y, a veces, sin saber por qué. Así que ¡prepárate para empezar a trabajar en tu entrenamiento muscular enseguida! No creas que estás fuera de peligro si no has tenido hijos o si no tienes pensado tenerlos. Un artículo reciente llegaba a la conclusión de que la práctica deportiva aumenta la incontinencia urinaria y de que los deportes de alto impacto son los que provocan una mayor incontinencia.* Otro artículo afirmaba que entrenar los músculos del suelo pélvico puede resolver o reducir los síntomas de la incontinencia urinaria y de las otras clases de incontinencia.** ¡Así que ya tienes la prueba de que ahora es el momento de empezar!

Nunca es tarde para empezar una rehabilitación del suelo pélvico, así que no quiero que nadie se cuestione qué sentido tiene hacerlo ni que piense que ya poco se puede hacer al respecto. ¡Nada más lejos! Puesto que ahora vivimos más tiempo y estamos mucho más activos durante nuestros últimos años de vida, es mucho más importante que mantengamos la salud, y eso incluye la salud de los músculos del suelo pélvico. Y si eres joven, por favor, no creas que eso no tiene nada que ver contigo: piensa en lo que te están haciendo todos esos ejercicios de alto impacto que tanto te gustan. Los ejercicios de suelo pélvico, si se realizan de forma correcta, solo necesitan dedicarles un momento cada día, y deben formar parte de tu rutina habitual, tanto si has tenido algún problema como si no. Así que es importante adoptar este hábito, como si de lavarse los dientes se tratara.

Si tienes problemas de suelo pélvico —y quizá son problemas que arrastras desde hace años— espero que este libro rompa el tabú de una vez por todas. ¿Por qué debería ser un tema vergonzoso? Son problemas muy comunes y deberíamos hablar de

---

* De Mattos Lourenco, T. R., Matsuoka, P. K., Baracat, E. C. y Haddad, J. M: «Urinary incontinence in female athletes: a systemic review», en *International Urogynecology Journal*, diciembre de 2018, 29(12), pp. 1.757-1.763

** Dumoulin, C., Cacciari, L. P. y Hay-Smith, E. J. C.: «Progressive resistance exercise in the functional restoration of theperineal muscles», en *Cochrane Database of Systematic Reviews*, 4 de octubre de 2018.

ellos. Existe una gran cantidad de consejos y de terapias, así que deja que este libro sea una guía que te enseñe cómo ayudarte a ti mismo y, si es necesario, dónde encontrar personas u organizaciones que puedan asistirte.

Empecé mi formación como enfermera en 1980, en el Hospital Addenbrooke de Cambridge, y me convertí en enfermera de distrito. Fue entonces cuando empecé a interesarme por los problemas de incontinencia y por la disfunción del suelo pélvico, puesto que cada día me encontraba con personas que sufrían de incontinencia urinaria o fecal y que necesitaban llevar pañales que, en esa época, eran todos del mismo tamaño. Eso hizo que me diera cuenta de que tenía que haber una solución mejor. A principios de los años noventa me convertí en especialista en incontinencia en el Servicio Nacional de Salud, cuando esa especialidad empezaba a desarrollarse. Sigo siendo especialista en incontinencia en la London Clinic, donde he tenido el privilegio de trabajar con especialistas en ginecología, urología, cirugía colorrectal, gastroenteritis y con muchos otros médicos de todas las especialidades, todos ellos de gran prestigio internacional. Hace más de veinticinco años que trato a personas con disfunción del suelo pélvico y cada minuto de mi trabajo ha sido gratificante. Podría contar miles de historias, pero quiero resumir solamente dos de ellas que explican los motivos que me han llevado a escribir este libro. Está claro que existen muchos mitos acerca de lo que las personas podemos hacer o no para solucionar nuestros problemas.

Hace unos años tuve a una paciente que me llegó a través de su ginecólogo. La primera vez que nos vimos, mostró un gran escepticismo con la rehabilitación del suelo pélvico y ya tenía asumido que debería someterse a una operación. Al final del tratamiento, totalmente curada de todos sus problemas sin haberse sometido a ninguna intervención quirúrgica, ella misma me recordó nuestro primer encuentro y, con una sonrisa, dijo: «Menos mal que no me operé: ¡míreme ahora! ¡Problema resuelto!».

Tuve otra paciente, de treinta y cinco años, que no había tenido hijos y que sufría incontinencia de urgencia desde hacía cinco años. Es muy probable que hubiera continuado sufriéndola de no ser por su madre, a quien yo había tratado de incontinencia por esfuerzo. Me dijo que estaba muy preocupada por su hija porque había dejado de salir, se sentía muy decaída y tenía intención de dejar el trabajo. No tenía ni idea de qué era lo que le sucedía. A su madre le había ido muy bien la rehabilitación del suelo pélvico y, al cabo de tres meses, su hija vino a verme. Le había confesado a su madre que sufría una terrible urgencia y frecuencia urinaria y que, como consecuencia, se había encerrado en un caparazón. Se habría quedado encerrada en él si su madre no hubiera ido a buscar la solución a su propio problema. Ahora está muchísimo mejor. Estas son las cosas que me hacen feliz en mi trabajo.

Espero que este libro te haga sonreír en algunos momentos, y que en otros pienses: «Exacto, exacto, eso me pasa a mí». Pero lo más importante es que tengo la esperanza de que te motive para que prestes atención a tu suelo pélvico y que, como resultado, tengas una vida más feliz y despreocupada. No vuelvas a sufrir en silencio nunca más: ha llegado el momento de la revolución del suelo pélvico.

PARTE 1
Lo fundamental

1

¿Qué es el suelo pélvico?
Conoce tu anatomía

El suelo pélvico está formado por un grupo de músculos que van desde el coxis hasta el hueso púbico, que se encuentra en la parte delantera del cuerpo, pasando por los huesos encima de los cuales nos sentamos. Estos músculos trabajan de forma parecida a una tela elástica o a un trampolín. Tienen la capacidad de moverse hacia arriba o hacia abajo según convenga y según lo que estés haciendo. Existen unas zonas vacías en el suelo pélvico que están diseñadas para permitir el paso de la uretra, la vagina y el ano.

Los músculos del suelo pélvico son justamente eso, el suelo de la cavidad pélvica, y funcionan como una hamaca que ofrece el principal soporte a los órganos de la pelvis. ¡Sin estos músculos, los órganos internos pélvicos y abdominales, simplemente, caerían! Los músculos del suelo pélvico aprietan con fuerza la uretra, la vagina y el ano en las mujeres, y la uretra y el ano en los hombres, y se pueden contraer al toser o estornudar para evitar pérdidas.

Además, es posible controlarlos de forma consciente para decidir cuándo orinar o cuando defecar (¡y para no dejar salir gases

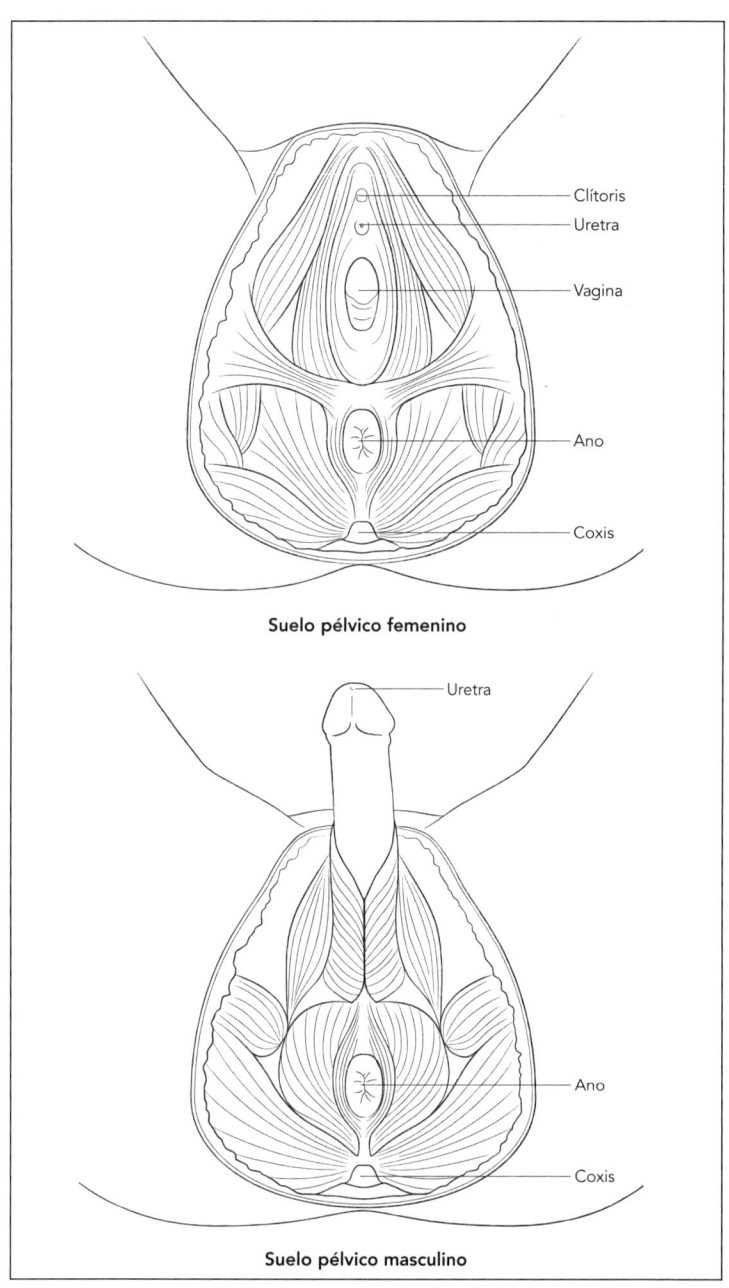

en un momento inconveniente!). En el caso de las mujeres embarazadas, el suelo pélvico acoge al feto durante su crecimiento y, además, ayuda en el momento del parto. Por otro lado, el suelo pélvico tiene un papel importante en la función sexual de ambos sexos porque ayuda a aumentar el placer sexual al contraerse durante el orgasmo de la mujer y al ayudar a la erección y a la función eyaculatoria de los hombres. ¡Así que está claro que el suelo pélvico es muy importante!

Los músculos del suelo pélvico
El suelo pélvico está compuesto por dos tipos de fibras musculares. Las fibras son importantes y cada una de ellas tiene un papel único.

- Fibras musculares de contracción lenta: son las responsables del tono muscular en reposo. Tienen una contracción lenta y nos ayudan a la continencia.
- Fibras musculares de contracción rápida: tenemos muchas menos fibras de contracción rápida; se contraen rápidamente cuando es necesario, por ejemplo al toser o estornudar.

Los huesos de la pelvis
La pelvis está compuesta por los huesos de la cadera a los lados y al frente, y por el sacro y el coxis (la parte final de la columna) detrás. Los huesos de la cadera están sujetos al sacro de detrás y entre ellos por delante en el punto de encuentro de la sínfisis del pubis. Tanto las piernas como la columna vertebral se encuentran sujetas a la pelvis: las piernas a ambos lados y la columna por detrás. El espacio vacío que queda en medio de la pelvis es la cavidad pélvica y es aquí donde se encuentra el suelo pélvico.

El core

El suelo pélvico es parte de lo que conocemos como «core». En realidad, es la parte inferior del *core*. Por delante se encuentran los músculos abdominales, por detrás se encuentra la musculatura de la parte media y baja de la espalda y por arriba el diafragma. Todas estas partes juntas forman el *core*. El *core* trabaja para dar apoyo a la columna, para mantener la verticalidad de la postura y para ofrecer estabilidad. Nos ayuda a mantener la postura y a tener buena movilidad.

El ano y los esfínteres anales

El ano es la parte final del tracto gastrointestinal, la apertura externa que se encuentra al final del recto. El ano es la parte que pasa entre los músculos del suelo pélvico.

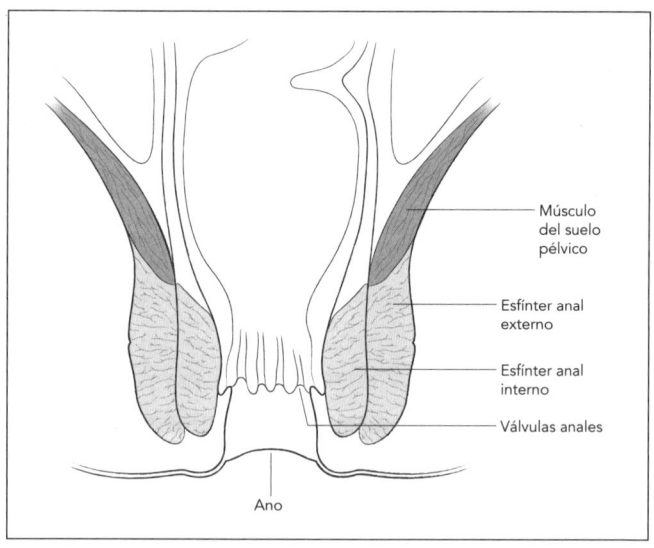

Ano y esfínteres anales

Los esfínteres anales rodean el ano y controlan la defecación; por tanto, nos permiten controlar cuándo defecar. Existen dos músculos: el esfínter anal externo y el esfínter anal interno. Ambos trabajan juntos para comunicarte cuándo necesitas ir al baño, ¡y si es una emergencia o no! El esfínter anal externo es el que podemos contraer y relajar de forma voluntaria. Los dos músculos comunican al cerebro cuándo es necesario defecar, cuándo sufrimos diarrea o si hace falta soltar unos gases. Cuando trabajan bien es posible controlar todas esas cosas.

El recto funciona como una cámara de almacenamiento hasta que encuentras un baño; en ese momento, relajarás los esfínteres anales para defecar y, cuando hayas terminado, los esfínteres anales se volverán a contraer para mantener la continencia.

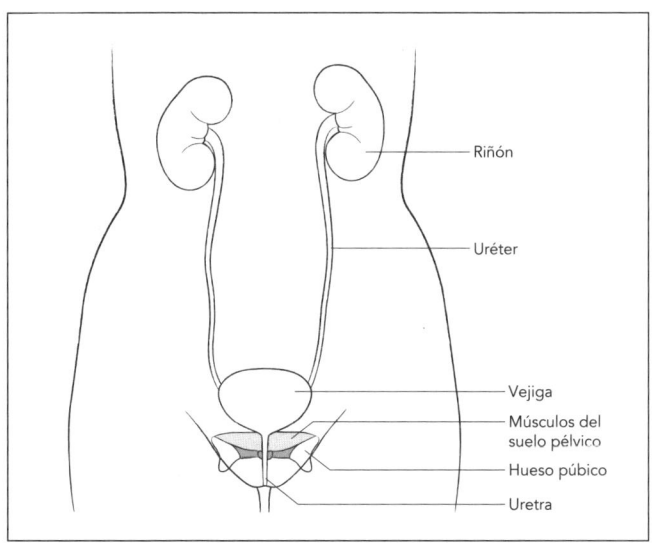

El sistema urinario está compuesto por los riñones, los uréteres, la vejiga y la uretra; todos ellos trabajan de forma conjunta.

Riñones
La orina se produce en los riñones, que están localizados en la parte baja de la caja torácica, a cada lado de la columna vertebral. Tienen aproximadamente el tamaño de un puño o de un ratón de ordenador. Su trabajo consiste en filtrar la sangre para eliminar los residuos y los fluidos que el cuerpo no necesita. Estos residuos son la orina.

Uréteres
Desde el riñón, la orina pasa por los dos uréteres, que son los dos conductos que conectan los riñones a la vejiga.

Vejiga
La vejiga es una bolsa muscular de almacenamiento, parecida a un globo, que se encuentra en la parte inferior del abdomen. Cuando está vacía, tiene aproximadamente el tamaño de una pera y su función es recoger y almacenar la orina. La orina que se fabrica en los riñones va llenando lentamente la vejiga, y cuando está llena, esta envía una señal al cerebro para hacer saber que es necesario expulsar la orina. Cuando tienes necesidad de orinar, una señal procedente del cerebro le comunica a un músculo de la vejiga conocido como «detrusor» que debe contraerse para expulsar la orina por el canal de la uretra.

Uretra
En las mujeres, la uretra es un canal corto, de unos cinco centímetros de longitud, que surge de la vejiga y sale del cuerpo justo por delante de la vagina. En los hombres la uretra es mucho más larga, de unos veinte centímetros, y va desde la vejiga hasta el extremo del pene. Para expulsar la orina, el cuello de la vejiga y la uretra se relajan. Tanto los hombres como las mujeres

tienen un esfínter uretral externo que se encarga de contener la micción. En los hombres, el esfínter interno tiene la función añadida de evitar que, en el momento de la eyaculación, el semen circule hacia la vejiga y, así, pueda salir por el extremo del pene.

Los músculos del suelo pélvico (al igual que todos los músculos del cuerpo humano) son increíbles, pero, tristemente, se han ignorado mucho. Probablemente sean los músculos más ignorados de todo nuestro cuerpo, incluso cuando no trabajan bien. Estoy segura de que esto se debe en gran parte al hecho de que no podemos verlos y de que nos cuesta visualizarlos, a diferencia de los abdominales que tanto nos esforzamos por tener perfectamente tonificados y firmes. De todas maneras, imagino que todos nosotros sabemos que tenemos músculos del suelo pélvico por el hecho de que apretamos el esfínter anal para evitar dejar pasar unos gases o de que contraemos el suelo pélvico en un momento de urgencia mientras buscamos rápidamente la llave de casa.

Los músculos, los nervios, los ligamentos, el tejido conjuntivo y los vasos sanguíneos que trabajan conjuntamente para que el suelo pélvico funcione correctamente no te decepcionarán, a condición de que realices tus ejercicios de suelo pélvico de forma regular. Si los conviertes en una costumbre, tal como harías con otros ejercicios que «debes hacer», tu cuerpo siempre te lo agradecerá.

2

La guía definitiva de rehabilitación del suelo pélvico: herramientas y técnicas para fortalecer el suelo pélvico

Hace miles de años que existen formas de ejercitarse para la rehabilitación del suelo pélvico. Hipócrates, Galeno y otros idearon tablas de ejercicios de suelo pélvico para que se realizaran en los baños y los gimnasios de la antigua Grecia y la antigua Roma, ya que se pensaba que fortalecer este grupo de músculos fomentaba el bienestar físico y la salud sexual.

Existe un manuscrito muy antiguo, del año 1500 a. C. que habla de cómo manejar la incontinencia urinaria con compresas. Me pregunto de qué estarían hechas. Resulta difícil de creer que los millones de compresas para la incontinencia que se venden en todo el mundo cada año tengan un origen tan antiguo.

Las diferentes culturas han atribuido distintos propósitos a la práctica de contraer los músculos del suelo pélvico. La China taoísta ha practicado ejercicios de suelo pélvico durante seis mil años mediante lo que ellos llaman el ejercicio del ciervo. Consiste en frotarse los pechos, en el caso de las mujeres, o la parte baja del abdomen, en el caso de los hombres, con movimientos circulares mientras se contrae el perineo y se aprietan los músculos del suelo pélvico durante todo el tiempo que sea posible, normalmente un minuto. Piensan que este ejercicio aumenta la energía sexual, mejora la salud y promueve el bienestar espiritual. Algunos textos indios antiguos ofrecen detalles de ejercicios similares como parte del *ashiwini mudra*, o gesto del caballo, una técnica yóguica que consiste en contraer el esfínter anal de forma rítmica. Se cree que ofrece muchos beneficios físicos, emocionales y espirituales, como la tonificación del suelo pélvico, la mejora de la salud sexual y la calma y la mejora del estado de ánimo.

Unos cuantos siglos más adelante, en el año 1936, Margaret Morris, bailarina, coreógrafa y fisioterapeuta en Londres, insistió en la importancia de los músculos del *core* y en la postura, y escribió sobre la maternidad y sobre los ejercicios posoperatorios. Margaret Morris se adelantó a su tiempo al enseñar a la mujer a contraer y relajar los músculos del suelo pélvico.

En el año 1940, Arnold Kegel, un ginecólogo estadounidense, se dio cuenta de que el suelo pélvico de las pacientes que habían dado a luz no funcionaba igual de bien que antes del embarazo. Estoy segura de que otros ginecólogos ya habían llegado a la misma conclusión, pero fue Arnold Kegel quien decidió hacer algo al respecto e inventó el perineómetro Kegel. Se trataba de una sonda conectada a un calibrador (¡un poco como el contador de velocidad del coche!) que la mujer se introducía en la vagina para medir la fuerza de contracción de su musculatura del suelo pélvico. Esto permitió a sus pacientes conocer la fuerza de su suelo pélvico y, con el tiempo, seguir los progresos que hacían con la rehabilitación. Kegel también ofrecía a sus pacientes un programa de ejercicios de suelo pélvico y un perineómetro para que lo tuvieran en casa y pudieran hacer los

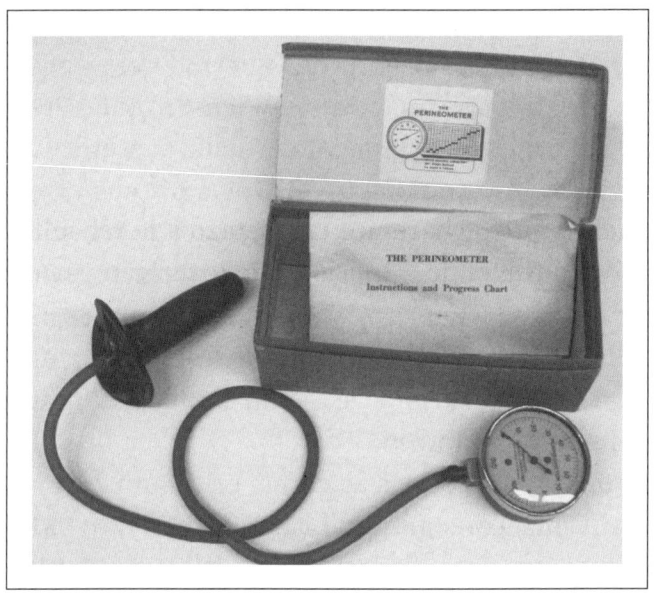

El perineómetro de Kegel

ejercicios en la comodidad de su hogar sin dejar de monitorizar sus progresos.

Es un gran legado el que nos hizo con esos ejercicios que ahora llevan su nombre. Creo que, si ahora pudiera leer esto, Kegel sonreiría al saber que estamos intentando motivar a todas las mujeres del mundo para que hagan sus ejercicios.

El perineómetro de Kegel fue uno de los primeros instrumentos de biorretroalimentación vaginales; como todo adicto al Fitbit sabrá, el hecho de permitir que las mujeres realizaran un seguimiento de sus avances las motivaba a continuar con sus ejercicios de forma regular. A pesar de ello, cabe mencionar que Kegel diseñó un programa de ejercicios para sus pacientes que estaba más acorde con la típica ama de casa de los años cuarenta que con la mujer trabajadora de hoy en día. ¡La rutina diaria incluía realizar los ejercicios con el perineómetro durante veinte minutos, tres veces al día!* Al mismo tiempo, sus ideas eran revolucionarias en esa época y fueron el inicio de algo impresionante. Todavía se utilizan hoy en día, aunque ahora aparezcan en aplicaciones o en otro tipo de tecnología moderna que pronto exploraremos.

En este capítulo echaremos un vistazo a la rehabilitación del suelo pélvico a través de ejercicios, que formarán parte del tratamiento en casi todos los capítulos de este libro. Los ejercicios son una parte muy significativa de la recuperación, tanto si el problema es la incontinencia por esfuerzo o cualquiera de las otras cuestiones que analizaremos a lo largo de *La biblia del suelo pélvico*.

Ejercicios de suelo pélvico para mujeres

Lo más importante de los ejercicios de suelo pélvico es detectar cada uno de los músculos y convertir estos ejercicios en una parte de la rutina diaria, en lugar de realizarlos solamente cuando una se tropieza con el libro o cuando tiene una pequeña pérdida urinaria. Los ejercicios deben convertirse en una parte de la vida cotidiana. Resultan muy fáciles, pero también son muy importantes.

Sigue los ejercicios que se describen a continuación para desarrollar la conciencia de los músculos del suelo pélvico. Al principio quizá te resulte difícil no contraer los glúteos o juntar las piernas. Por otro lado, también es importante continuar respirando con normalidad, así que no contengas la respiración.

---

* Arnold H. Kegel, MD, FACS: «Progressive resistance exercise in the functional restoration of the perineal muscles», en *American Journal of Obstetrics and Gynecology*, agosto de 1948, 56(2) pp. 238-248.

- Siéntate en el reposabrazos de una silla, sobre una pelota de pilates o en cualquier otra superficie dura con los pies planos sobre el suelo. Inclínate ligeramente hacia delante con la zona de la vulva en contacto con la superficie dura. Coloca las manos sobre los muslos e intenta elevar la zona de alrededor de la vagina y el ano de la superficie sobre la que estás sentada.
- Si utilizas tampones, prueba a colocarte uno y luego tira con suavidad del cordel mientras, al mismo tiempo, contraes los músculos que lo rodean para evitar que salga. Esta es una buena manera de tomar conciencia de los músculos y aprender a moverlos de forma correcta.
- Siéntate en el retrete con la espalda recta y las rodillas separadas. Mientras orinas, intenta detener el flujo contrayendo los músculos hacia dentro y hacia arriba. Aprieta y aguanta un momento y luego relájalos. No te preocupes si el flujo de orina no se detiene por completo, pero recuerda cuáles han sido los músculos que has empleado. Esto es solo una prueba para que tomes conciencia de qué músculos estás moviendo, así que no lo hagas de manera regular porque podría resultar contraproducente para la vejiga.
- Mientas practicas sexo, prueba a apretar el pene de tu compañero. Esto te puede ayudar a tomar conciencia de los músculos del suelo pélvico. También puedes introducir un dedo en la vagina y apretarlo.
- Imagina que intentas controlar un ataque de diarrea o que estás a punto de dejar ir unos gases. Aprieta los músculos del ano y aguanta. Muchas veces les digo a mis pacientes que se imaginen que están en un ascensor lleno de gente y que sienten la urgencia de dejar salir unos gases. ¿Qué harían?

Estos músculos que has estado contrayendo son los músculos del suelo pélvico. Se trata de los músculos que rodean el ano y los que rodean la vagina. Entre ellos forman un tejido muscular que ofrece soporte al recto, a la vagina y a la uretra, tal y como se ha explicado en el capítulo 1. Al realizar los ejercicios de suelo pélvico, debes emplear todos estos músculos a la vez.

Si todavía no estás del todo segura de si has tomado conciencia de los músculos correctos, por favor, busca ayuda. Muchos centros de salud cuentan con especialistas en incontinencia y con fisioterapeutas especializados en la salud de la mujer que te podrán ayudar a detectar los músculos correctos.

CÓMO REALIZAR LOS EJERCICIOS DE SUELO PÉLVICO

Al principio, seguramente es mejor hacer los ejercicios tumbada boca arriba con las rodillas dobladas y los pies planos en el suelo, o bien sentada en una silla o en una pelota de pilates y un poco inclinada hacia delante, apoyando las manos en los muslos (como si estuvieras sentada en el retrete). Es posible hacer los ejercicios de pie y estoy segura de que muchas de vosotras habréis oído hablar en un momento u otro de que es posible hacer los ejercicios de suelo pélvico «mientras estás de pie en la parada del bus». De todas maneras, puesto que la gravedad juega un papel importante mientras estamos de pie –y, en especial, si sufres prolapso–, tiene sentido empezar haciéndolos en el suelo o sentadas.

1. Eleva todos los músculos al mismo tiempo, aprieta, eleva y aguanta mientras cuentas hasta cinco, si puedes.

2. Si sientes que los músculos se aflojan antes de llegar a cinco, aguanta tantos segundos como puedas. Continúa practicando hasta que puedas aguantar diez segundos; esto puede requerir de unas cuantas semanas, o incluso más. Quizá necesites empezar contrayendo los músculos solamente un segundo, y eso sería totalmente correcto. La buena noticia es que has empezado y que estás en el buen camino para recuperar tu suelo pélvico.
3. Cuando ya hayas aguantado diez segundos, afloja suavemente y cuenta hasta cinco: esta es la fase de descanso del programa. Es muy importante no cansar en exceso la musculatura, especialmente cuando estás empezando y la musculatura está débil.
4. Repite el mismo ejercicio (aguanta durante diez segundos y suelta cinco segundos) cinco veces. Esto necesitará una dedicación de pocos minutos cada día.
5. Intenta hacer los ejercicios tres veces al día, pero no te preocupes si de vez en cuando solo puedes hacerlos una o dos veces. Por lo menos lo estarás haciendo. Tiene que ser funcional para ti.

Una vez al día, también deberías hacer una serie de diez contracciones cortas y rápidas. Estas se realizan siguiendo un ritmo determinado: apretar-soltar-apretar-soltar. Te ayudarán a mantener el control cuando necesites estornudar o toser de repente.

Es probable que necesites unas cuantas semanas hasta empezar a notar una mejoría. Pase lo que pase, no desistas; por favor, persevera y continúa con los ejercicios incluso después de que hayas empezado a notar una mejoría.

Quizá te resulte más difícil hacer los ejercicios por la tarde, puesto que los músculos tienden a estar más cansados, al igual que todo el cuerpo. También es posible que notes una cierta sensación dolorosa después de empezar el programa de ejercicios; esto generalmente es debido a que los músculos empiezan a estar cansados, al igual que sucede con cualquier otra rutina de ejercicios. Todo dolor muscular en el suelo pélvico debe desaparecer cuando la musculatura ha ganado fortaleza, pero si el dolor persiste deja de hacer los ejercicios durante un par de días.

El truco

Este «truco» surgió a raíz de un estudio en el cual se pudo comprobar que una contracción del suelo pélvico en el momento adecuado cuando estás a punto de toser o estornudar resulta de ayuda para evitar pérdidas. Hay que hacerlo en el momento preciso. También protege los músculos del suelo pélvico, así que tiene un beneficio doble y vale la pena acordarse de hacerlo.

Fortalecer el core

El *core* es importante para nuestra postura, para la estabilidad de la columna vertebral y para el movimiento. El *core* está compuesto por los músculos del suelo pélvico por abajo, los músculos abdominales y de la espalda, y el diafragma por arriba. Estoy segura de que muchas de vosotras habéis descubierto los «ejercicios de *core*» en el gimnasio o en alguna clase, pero si tenéis la musculatura del suelo pélvico floja o si sufrís diástasis de rectos (ver capítulo 6), deberíais evitar la realización de algunos de los ejercicios de *core*, como los *sit-ups* o el *crunch* abdominal. Si tienes dudas, pregunta a un profesional, pues trabajar en exceso para tener un cuerpo perfecto puede dañar todavía más tu suelo pélvico.

Adquirir el hábito

Creo firmemente que un programa de ejercicios de suelo pélvico deber ser algo muy personal y hecho a medida de tu estilo de vida. Así será mucho más probable que los hagas y que no te frustres por no haber sido capaz de realizar ese programa sobre el que leíste o que se te ha marcado. Así que elabora un plan y síguelo. Yo les aconsejo a mis pacientes que intenten asociar los ejercicios con algo que hagan cada día. Por ejemplo, cuando estás yendo a la escuela, mirando las noticias, en el autobús o en el tren de camino al trabajo. O algo tan sencillo como hacerlo mientras te lavas los dientes: eso lo hacemos todos los días, así que ¿por qué no hacer también los ejercicios de suelo pélvico? Cuando hayas asociado la realización de los ejercicios de suelo pélvico con alguna de las tareas que realizas a diario, se habrán convertido en un hábito y será mucho más fácil acordarse de hacerlos. Lo más importante es que establezcas una rutina que puedas seguir cada día.

Siempre me he esforzado mucho por diseñar los tratamientos a medida para que sea más fácil su cumplimiento. La mayoría de las mujeres hacen juegos malabares con las prioridades de su día a día, así que la rehabilitación del suelo pélvico suele estar al final de la lista. A pesar de ello, si el tratamiento exigiera poco tiempo y fuera sencillo de llevar a cabo, no requiriera muchas visitas a la clínica ni exigiera un tiempo extra diario para realizarlo, seguro que todo el mundo tendría el suelo pélvico en mejor forma.

Si los ejercicios de suelo pélvico no son para ti, o si has estado intentando desesperadamente contraer el suelo pélvico y no ha sucedido nada, por favor, no desesperes ni desistas. A continuación, encontrarás información sobre las muchas herramientas que podrán ayudarte.

Herramientas

Muchas mujeres han venido a verme con algún dispositivo u otro y me han dicho: «Compré esto hace cinco años y nunca conseguí utilizarlo —como si hablaran de la mayor obviedad—, pero mi incontinencia por esfuerzo ha empeorado. Necesito hacer algo». ¿Te suena?

Squeezy aplicación para mujeres

Existe una aplicación muy buena conocida como Squeezy. Con ella puedes seguir un programa de ejercicios predeterminado que se encuentra en la sección de planes de ejercicios de la aplicación; también puedes personalizar la aplicación para obtener un programa de suelo pélvico que sea realista para ti. Además es posible que tu profesional de la salud te asigne un programa. La aplicación te recuerda que debes hacer los ejercicios, lo cual, en muchos casos, es tener la batalla medio ganada. Cada semana me encuentro con mujeres que me dicen: «Deseo hacer los ejercicios, pero siempre me olvido». Esta aplicación tiene la capacidad de cronometrar las contracciones del suelo pélvico, ¡así que no se puede hacer trampa y contar más deprisa! También cronometra el tiempo de descanso del ejercicio, lo cual es muy importante. Incluye un ajuste de vejiga diario que te permite tener una idea de lo que sucede con tu ingestión y expulsión de líquidos a través de la orina. Esta información es de gran ayuda si alguna vez necesitas consultar con un profesional de la salud. También contiene muchos consejos sobre la salud de la vejiga.

Pesas vaginales
Tuve una paciente a quien le encantaba este producto. Tanto, que les compró uno a cada una de sus hijas por Navidad. Se las envolvió y se las dejó en el árbol de Navidad, así que no es difícil imaginar la incredulidad de sus hijas cuando abrieron los regalos por la mañana. ¡Debieron de tener una conversación muy curiosa durante la comida navideña!

Las pesas vaginales, o conos vaginales, son una serie de pequeños objetos diseñados de tal forma que se acomoden bien en la vagina. Tienen diferentes pesos, y el más ligero pesa unos cinco gramos. Se va incrementando el peso a medida que los músculos ganan fuerza y se es capaz de aguantar pesos mayores. El más pesado tiene, habitualmente, entre cincuenta y setenta gramos. Es posible que nunca consigas llevar el más pesado, pero eso no importa en absoluto; lo importante es que estés mejorando. Si la respuesta es que sí, entonces lo estás haciendo realmente bien sea cual sea el peso al que hayas llegado. El cono se mantiene en su sitio por una contracción refleja del suelo pélvico: de este modo, es el peso el que ejercita los músculos de la vagina. Deberás empezar con el más ligero de todos e ir aumentando de peso gradualmente. Las pesas vaginales son una excelente manera de fortalecer los músculos de la vagina, son fáciles de utilizar y no demasiado caras. Debes utilizarlas mientras te duchas por la mañana o cuando te vistes para el día. Se aconseja hacerlo entre diez y veinte minutos.

De todas maneras, y a modo de advertencia, no te olvides de sacarte el cono antes de salir de casa. ¡He tenido muchas pacientes que se encontraban en el supermercado o en la oficina cuando la musculatura pélvica se les cansó y, como es fácil de imaginar, pasaron un momento muy incómodo!

Lo mejor de este tipo de terapia es que te permite hacer un seguimiento del progreso que estás haciendo. A medida que aumentes el peso notarás la mejoría, y lograr resultados positivos es muy importante.

Sin embargo, este tratamiento no está hecho para todo el mundo: en concreto no está recomendado para las mujeres que sufren prolapso. Pero si tienes una vida muy ocupada y sufres de cierta incontinencia por esfuerzo, esta puede ser una manera buena y sencilla de empezar a mejorar el suelo pélvico.

Estimulación eléctrica

La estimulación eléctrica se realiza en una clínica con un especialista en suelo pélvico o con unas máquinas que se pueden obtener en Internet (también se encuentran en farmacias especializadas en el tema o a través de algunos profesionales de la salud). En el mercado hay una variedad de marcas que ofrecen diferentes programas. ¿Cómo saber si la estimulación eléctrica es para ti? Un buen indicador es que no tengas conciencia del suelo pélvico cuando intentas contraerlo. Si tu instructora prenatal o de Pilates te dice que aprietes el suelo pélvico, ¿tienes idea de lo que debes hacer? ¿Puedes detener el flujo de orina? ¿Mientras practicas sexo, puedes apretar el pene de tu compañero? Quizá te sirva insertar un dedo en la vagina e intentar apretarlo: ¿notas la contracción de los músculos? Si la respuesta a estas preguntas es que no, entonces la estimulación eléctrica es para ti. Es una fantástica manera de despertar tu musculatura.

Las máquinas funcionan insertando un pequeño electrodo en la vagina. Una corriente de bajo voltaje estimula la musculatura y hace que se contraiga. Habitualmente, requiere seguir un programa que dura entre veinte y treinta minutos, y muchas de estas máquinas tienen diferentes programas, así que hay que buscar los que están diseñados específicamente para el fortalecimiento del suelo pélvico. Empieza con el programa más suave y pasa a otro más exigente cuando tu musculatura haya empezado a funcionar de nuevo. Normalmente, esto se realiza en posición tumbada o sentada, así que requiere cierto nivel de dedicación. Muchas de mis pacientes están encantadas de tener una excusa para tumbarse durante media hora en mitad de su ocupada jornada: incluso podrías ponerte al día con los correos electrónicos, ver la televisión o realizar una llamada telefónica mientras la máquina hace todo el trabajo. Si tienes la musculatura del suelo pélvico muy debilitada, esta es una muy buena manera de empezar. Como sucede siempre, existen contraindicaciones en el uso de estos aparatos de estimulación eléctrica: entre otros casos, están contraindicados durante el embarazo, en caso de un resultado citológico anormal, si se lleva marcapasos o durante los días del periodo. Lee siempre las instrucciones antes de comprar o de utilizar una de estas máquinas y, si tienes cualquier duda, busca consejo médico.

La buena noticia es que hay una gran variedad de aparatos y siempre podrás encontrar el más adecuado para ti. Es maravilloso oír los comentarios de las mujeres que los han utilizado y que te dicen un día: «¡Me había olvidado de cómo se sentía mi vagina!». A menudo las relaciones sexuales también mejoran, lo cual es un extra fabuloso.

El Elvie y otros sistemas parecidos
Este tratamiento está pensado, definitivamente, para la mujer moderna que trabaja con aplicaciones. Es un pequeño aparato intravaginal con conexión inalámbrica al teléfono. Ofrece una serie de programas diseñados para diferentes niveles de fuerza de suelo pélvico y, mientras se contrae el suelo pélvico, es posible ver los resultados en tiempo real a través de biorretroalimentación (ver más adelante) gracias a unos gráficos que muestran el progreso. Esto resulta muy útil para conocer los avances y, por tan-

to, es muy motivador. También ofrecen la posibilidad de ver el historial de entrenamiento. ¡Tengo pacientes que son amigas y que incluso compiten entre ellas para obtener la mejor puntuación! ¡Dos de ellas se han vuelto tan competitivas que la que obtiene menor puntuación invita a comer a la ganadora! Me encanta ver que emplean todos sus recursos en motivarse para mejorar la salud de su suelo pélvico.

Aunque existen muchos aparatos en el mercado, os he ofrecido ejemplos de los más importantes. Si te has comprado alguno, o si tu profesional de la salud o una amiga te han recomendado otro distinto y te funciona, fantástico. Mi único deseo es que mejores, así que, si tus síntomas se reducen, está muy bien.

Como puedes imaginar, realizar los ejercicios de suelo pélvico y, además, utilizar cualquiera de los tratamientos que acabo de mencionar puede ofrecer una gran motivación, ¡y la motivación es la clave! Hacerlo así es importante y tiene sentido: si utilizas un aparato y ves que mejoras —por ejemplo, que cada vez sujetas pesos mayores o que cada vez obtienes mejores resultados en la aplicación—, tu motivación será fuerte. Pero eso no significa que realizar solamente los ejercicios de suelo pélvico no sea suficiente: lo es. Cada una de nosotras es diferente, y lo único que intento hacer es asegurarme de que todo el mundo encuentre la mejor forma de avanzar. En última instancia, todas queremos lo mismo: ¡un suelo pélvico perfecto! Espero que lo que hayas aprendido con la lectura de este capítulo sea cómo hacer los ejercicios de suelo pélvico de forma correcta, y que te inspire para empezar.

Biorretroalimentación
La biorretroalimentación se utiliza en muchas terapias para aumentar la conciencia de algunas funciones corporales. También

puedes considerar que, cuando alguien te sonríe y te saluda con la mano, eso es una biorretroalimentación positiva que indica que esa persona está contenta de verte.

En cuanto al entrenamiento del suelo pélvico, la biorretroalimentación significa, simplemente, que cuando se contraen los músculos del suelo pélvico se obtiene una reacción. Una manera de hacerlo en casa es introducirse un dedo en la vagina y ver si puedes apretarlo; luego, intentarlo al cabo de una semana y ver si puedes apretarlo con mayor fuerza que antes. Si utilizas pesas vaginales, ver que eres capaz de sujetar pesas cada vez más pesadas es una buena retroalimentación. O quizá tú obtengas mejor puntuación con Elvie. Se trata, en definitiva, de continuar, sea cual sea la terapia que estés haciendo, y de recibir alguna respuesta positiva.

Seguramente, un lugar en el que se recibe una biorretroalimentación más tradicional es en un entorno clínico en el cual una sonda vaginal (o anal para los hombres) se conecta a una máquina de biorretroalimentación. Al introducirse la sonda, hay que contraer los músculos del suelo pélvico y un gráfico muestra cómo están trabajando. Yo utilizo este tipo de terapia con casi todas mis pacientes. Resulta muy motivador ver esos gráficos tan detallados que expresan tus progresos. Lo primero que me dice todo el mundo cuando entra por la puerta es: «Me pregunto cuál será mi puntuación hoy, he trabajado mucho esta semana en casa». Pero también somos seres humanos, así que a veces dicen: «Sé que no lo he hecho muy bien esta semana, he tenido mucho trabajo y sé que mi puntuación no aumentará esta vez».

Todos deseamos conseguir cosas en la vida, y trabajar duro para rehabilitar el suelo pélvico es mucho más fácil si se ven los resultados positivos. No importa que la rehabilitación requiera un tiempo; lo importante es que la motivación se mantenga alta. Y al final, lo conseguirás.

Pesario vaginal

Un pesario vaginal es muy parecido a un sujetador deportivo: no se te ocurriría salir a correr sin un buen soporte para tus pechos, ¿no? Entonces, ¿por qué no tratar la vagina de la misma manera?

Un pesario vaginal es un artilugio que se inserta en la vagina, normalmente por un especialista de la salud. Es necesario saber el tamaño y la forma adecuados para cada persona. Después de insertarlo por primera vez, te enseñarán cómo ponértelo y sacártelo por tu cuenta. La mayoría de pesarios son de plástico blando o de silicona, y tienen varios tamaños y formas para acomodarse a todo tipo de vaginas. La idea es que ofrezca soporte a las zonas que se han visto afectadas por algún tipo de prolapso (ver página 79). Si sufres prolapso, puede resultar de gran ayuda llevar un pesario mientras realizas la rehabilitación del suelo pélvico; te ofrecerá la libertad de recorrerte el muro de Adriano, si te apetece, sin miedo a dañarte. Los pesarios son una buena opción no quirúrgica para tratar el prolapso vaginal.

El pesario también puede ser útil si todavía quieres tener hijos, pero sufres un gran prolapso que, posiblemente, deba solucionarse con una intervención quirúrgica (normalmente se aconseja no reparar un prolapso hasta estar segura de que no vas a seguir aumentando la familia). Además, se puede utilizar durante el embarazo. Pueden resultar una ayuda significativa cuando el feto empieza a resultar muy pesado y las hormonas hacen que todo se relaje mucho más. Así que, si sientes que todo se desmorona, por favor, busca ayuda y haz que te coloquen un pesario.

El pesario puede ser utilizado durante toda la vida, si lo deseas, yo tengo algunas pacientes que lo llevan y son muy felices. Se trata de libertad de elección. Hagas lo que hagas, no creas que los pesarios vaginales son solo para las mujeres mayores de sesenta años.

Existen diversas situaciones en que no se puede utilizar un pesario, por ejemplo, si tienes una infección en la pelvis o una alergia al material de que están hechos los pesarios.

Una de mis pacientes, que tenía dos hijos pequeños y un trabajo muy exigente, había estado trabajando mucho en su rehabilitación del suelo pélvico. A pesar de ello, el trauma de los fórceps en el nacimiento de su primera hija le había abierto demasiado los músculos del suelo pélvico. Aunque su fuerza del suelo pélvico estaba mejorando, todavía no era suficiente para llevar el estilo de vida que ella deseaba, así que hablamos de la posibilidad de utilizar un pesario. Ella decidió probarlo y ahora está feliz de constatar que ello le ha devuelto la libertad: ahora puede correr o estar de pie cocinando —su pasión— durante horas. Después de una primera visita para decidir el tamaño y el encaje, le enseñaron a ponérselo y a quitárselo (hay muy poca diferencia con un tampón o con un diafragma) para lavarlo y cambiarlo.

A pesar de que esta mujer en concreto quizá necesite una cirugía más adelante, de momento está muy satisfecha con su vida tal como es, y esto le proporciona un espacio de tranquilidad para planificar su futuro.

Doble vaciamiento

La idea del doble vaciamiento es intentar vaciar la vejiga de forma más eficiente, y es una técnica útil tanto para mujeres como para hombres. Para hacerlo, hay que sentarse en el retrete un poco inclinada hacia delante con las manos apoyadas en las rodillas o en los muslos y soltar la orina tanto como se pueda; luego esperar en el retrete treinta segundos e inclinarse un poco más hacia delante (puede ser útil balancearse un poco de un lado a otro) para intentar evacuar un poco más de orina. Esforzarse para evacuar orina no es una buena idea si sufres prolapso (ver capítulo 5), pues empujar para orinar puede agravarlo. El doble vaciamiento es una técnica muy útil para optimizar el vaciado de la vejiga.

Yoga y pilates

Existen muchas clases de yoga. El yoga se originó en la antigua India y, hoy en día, millones de personas lo practican en todo el mundo.

El pilates es un sistema de *fitness* que desarrolló un hombre llamado Joseph Pilates a finales de los años veinte en Nueva York para mejorar el equilibrio y la fuerza. El pilates también es practicado por infinidad de personas. ¿No sería fantástico si la «rehabilitación del suelo pélvico» tuviera tanto seguimiento como el yoga o el pilates? «Oh, acabo de salir de mi clase de suelo pélvico.»

Existen algunas evidencias que sugieren que el yoga[*] y el pilates[**] pueden resultar de ayuda en la incontinencia urinaria tan-

---

[*] Huang, A. J., Jenny, H. E., Chesney, M. A., Schembri, M. y Subak, L. L.: «A group based yoga therapy intervention for urinary incontinence in women: a pilot randomized trial», en *Female Pelvic Medicine and Reconstructive Surgery*, mayo-junio de 2014, 20(3) pp. 147–154.

[**] Culligan, P. J., Scherer, J., Dyer, K., Priestley, J. L., Guingon-White, G., Delveccio, D. y Vangeli M.: «A randomized clinical trial comparing pelvic floor muscle training to a Pilates exercise program for improving pelvic muscle strength», en *International Urogynecology Journal*, 21 de abril de 2010, 21(4), pp. 401-408.

to para hombres como para mujeres. Pero, por el momento, lo que es seguro es que hay que hacer también la rehabilitación del suelo pélvico. No hay que depender solamente del yoga o el pilates para rehabilitar el suelo pélvico.

Ejercicios de suelo pélvico para hombres

Lo primero que debes hacer es tomar consciencia de los músculos del suelo pélvico. Eso puedes hacerlo en dos fases.

En primer lugar, la próxima vez que vayas a orinar, intenta detener el flujo de orina a mitad de la evacuación: contrae los músculos hacia arriba y hacia dentro, aprieta, levanta y aguanta. No sueltes. No te preocupes si el flujo no se detiene del todo. Cuando lo hayas hecho, intenta recordar qué músculos has utilizado para detener el flujo. Esto es necesario porque no conviene que estés deteniendo y reanudando el flujo de orina: solo debes hacerlo como una prueba. También puede resultarte de ayuda colocarte de pie, desnudo, delante de un espejo y fijarte en la base del pene: debe parecer que este es absorbido hacia el interior del cuerpo, y los testículos deberían moverse como si se estuvieran contrayendo en dirección al perineo.

Lo segundo que debes hacer es imaginarte que intentas controlar un fuerte ataque de diarrea, o imaginarte que estás en un ascensor lleno de gente y que sientes la necesidad de soltar unos gases. Intenta levantar los músculos alrededor del ano.

Estos músculos que has contraído son los músculos del suelo pélvico. Juntos forman una especie de hamaca o cuna que soporta el colon y la uretra. Al realizar los ejercicios de suelo pélvico debes utilizar todos estos músculos al mismo tiempo.

CÓMO REALIZAR LOS EJERCICIOS DE SUELO PÉLVICO

Contrae los músculos, aprieta, levanta y aguanta mientras cuentas hasta cinco (si solamente puedes contar hasta dos segundos, empieza por ahí) y suelta con suavidad. Ahora haz una pausa contando hasta cinco. Repítelo hasta que lo hayas hecho cinco veces. Debes mantener los músculos del estómago, los muslos y las nalgas relajados e intentar utilizar solamente la musculatura del suelo pélvico.

Es muy importante que hagas los ejercicios de forma regular a lo largo del día: intenta hacerlos, por lo menos, tres veces al día. Puede resultar de ayuda asociar los ejercicios con alguna otra actividad para que se conviertan en un hábito. Por ejemplo, antes de salir de la cama, por la mañana, y cuando te vas a dormir por la noche. ¡Un momento, esto son solo dos veces! Durante el día podrías hacerlo mientras conduces hasta el trabajo, mientras miras las noticias o mientras comes. Sin duda, si lo relacionas con actividades cotidianas, será mucho más fácil que recuerdes hacer los ejercicios.

Si sabes que será completamente imposible recordar que debes hacerlos, ¿qué tal si te bajas la aplicación Squeezy para hombres? Podrás configurarla para que te avise en cualquier momento del día, así que ya no tendrás ninguna excusa para olvidarte.

Por otro lado, también deberías hacer diez contracciones cortas y rápidas del suelo pélvico una vez al día. La manera de hacerlo es siguiendo el ritmo de apretar y soltar, apretar y soltar.

Es probable que necesites varias semanas para empezar a notar alguna mejoría. Pase lo que pase, no desistas. Por favor, persevera y continúa haciendo los ejercicios incluso después de notar una mejoría.

Puede ser que te resulte más difícil hacer los ejercicios a última hora de la tarde, pues los músculos tienden a estar más cansados a esa hora, al igual que el resto del cuerpo. También es posible que notes una ligera sensación molesta poco después de haber empezado el programa de ejercicios, al igual que sucedería con cualquier otra práctica deportiva. Esto se debe, habitualmente, a que los músculos se cansan, al igual que sucede con el deporte. Las molestias en el suelo pélvico deberían desaparecer cuando la musculatura se fortalece, pero si persiste, deja de hacer los ejercicios durante un par de días.

Estimulación eléctrica y PFXa

Es posible utilizar la estimulación eléctrica para mejorar el tono de los músculos del suelo pélvico. Existe una sonda PFXa que ofrece biorretroalimentación, puesto que tiene un sensor anal. Se debe colocar la sonda con el sensor en el ano, siguiendo las instrucciones, y al contraer los músculos se podrá ver un pequeño dial que marcará entre 1 y 12. Siempre es muy motivador ver el progreso que estamos realizando. Las mujeres también pueden utilizar este aparato (tanto con un sensor anal como vaginal) si lo desean.

PARTE 2
Abordar los problemas

3

¿Volveré a saltar en la cama elástica de nuevo? Cómo comprender y abordar el estrés por incontinencia

Los músculos del suelo pélvico ofrecen apoyo a la vejiga y nos permiten no mojarnos. La incontinencia por esfuerzo ocurre cuando estos músculos se debilitan y el cuello de la vejiga no se mantiene cerrado en situaciones de esfuerzo provocando, por tanto, pérdida de orina. La incontinencia por esfuerzo se da habitualmente después de dar a luz o durante la menopausia, pero también puede ocurrir después de una cirugía ginecológica como, por ejemplo, una histerectomía. En los hombres es más frecuente después de procedimientos para corregir problemas de próstata y, en especial, el cáncer de próstata.

Los estudios indican que entre el veinticinco y el cuarenta y cinco por ciento de las mujeres de todo el mundo sufren incontinencia por esfuerzo,* aunque debe tenerse en cuenta que esto

---

* Stewart, F., Berghmans, B., Bo, K. y Glazener, C. M. A.: «Non-invasive electrical stimulation for stress incontinence in women», en *Cochrane Database of Systematic Reviews*, 22 de diciembre de 2017.

incluye solamente a las mujeres que están dispuestas a reconocerlo. Esta amplia horquilla estadística seguramente sea debida a que muchas personas sienten vergüenza de admitir sus síntomas. Imagina que te preguntan si tienes algún síntoma de incontinencia después de haber tenido un hijo y que quizás así sea (a lo mejor solamente cuando estornudas). ¿Qué responderías? Espero que después de leer este libro sientas el aplomo necesario para responder con orgullo que sí y que estás haciendo algo para solucionarlo.

¿Qué es la incontinencia por esfuerzo?

La incontinencia por esfuerzo es algo totalmente físico que no tiene nada que ver con ninguna cuestión de estrés mental ni de ansiedad. Normalmente ocurre al toser, estornudar, correr o reír. A veces puede ser muy ligera y solo darse cuando el suelo pélvico se encuentra bajo un gran esfuerzo; por ejemplo, al saltar en una cama elástica o al saltar a la comba. Muchas de mis pacientes han pasado mucho tiempo soportando la situación y creyendo que ese tipo de pérdidas eran algo normal antes de decidirse a venir a verme. Pero ¡no son normales y nunca debería creerse que lo son! Si sufres de incontinencia, aunque sea muy ligera, es realmente importante que la corrijas cuanto antes: no la dejes hasta ese día en que tu hijo de diez años te anima a saltar a la comba o a que te subas con él a la cama elástica.

Muchas veces pienso en una de mis pacientes, una encantadora mujer que decidió seguir un vídeo de agotadores ejercicios después de unos días de atracón navideño. Se dedicó a ello con todas sus fuerzas, pero, por supuesto, el desastre ocurrió: sufrió una terrible incontinencia por esfuerzo (por suerte en un suelo de madera). En ese momento llamaron a la puerta de su casa. Ella, rápidamente, se puso un pantalón de chándal y abrió la puerta. Era el cura de la localidad. Como es fácil de imaginar, se sentía totalmente horrorizada y colapsada, pero dejó entrar al visitante en casa. Ambos se quedaron mirando el charco en el suelo, y ella lo hizo entrar muy deprisa en el salón diciendo: «¡Qué perro tan malo! ¿Cómo has podido hacerte pis en casa?». ¡Por suerte, el hombre no se quedó en la casa mucho rato y el perro recibió un premio! Cuando me contó esta historia, las dos nos reímos un buen rato: era casi como un gag de comedia. Es bueno saber que ella ha sustituido los ejercicios de ese vídeo por largos paseos con su perro y por un programa de rehabilitación del suelo pélvico. ¡Espero que no necesites nada tan drástico para que sientas la motivación necesaria de ponerte manos a la obra!

A veces, la incontinencia por esfuerzo es tan fuerte que el mero hecho de levantarte de una silla puede provocar una pérdida de orina, o incluso puede ocurrir con un ataque de tos o un fuerte estornudo. Estoy segura de que habrás oído decir mil veces: «Me meo de la risa». Pero si eso te sucede a ti en la vida real, se trata de incontinencia por esfuerzo y requiere atención. Es increíble cuántas mujeres consideran que una ligera incontinencia es algo normal. Muchas mujeres me dicen: «Oh, siempre llevo unas braguitas de más en el bolso por si acaso».

Espero que, si tus síntomas son más importantes, ya hayas buscado ayuda de algún tipo. Pero si tus síntomas son leves, por favor, no te confíes: es muy importante que empieces la rehabilitación del suelo pélvico ahora.

¿Cómo sé que sufro incontinencia por esfuerzo?

- ¿Alguna vez has tenido que cruzar las piernas para estornudar en medio de la calle?

- ¿Has dejado de correr, jugar al tenis o de hacer cualquier otro deporte que te gustara mucho porque tenías miedo de sufrir un percance?

Si es así, sufres incontinencia por esfuerzo. Es muy triste que la incontinencia por esfuerzo, o cualquier otro tipo de incontinencia, continúe siendo un tema tabú. Sí, se trata de una condición incómoda, pero no es nada de lo que haya que avergonzarse: lo más importante de todo es que busques ayuda, así que abandona ese tabú inmediatamente.

A menudo me encuentro con mujeres que me comentan: «No, no sufro incontinencia». Pero cuando les pregunto si les falta confianza para estornudar, correr, saltar o —horror— saltar en la cama elástica, la respuesta normalmente es: «Sí, eso me sucede». Y cuando por fin toman conciencia, sus palabras casi siempre son: «¿Qué es lo que me pasa, por qué lo niego? Debería haberme ocupado de esto hace años».

Mientras la incontinencia continúe siendo un tema tabú, no es extraño que neguemos el problema completamente. Y si alguna vez el tema sale a la luz, normalmente es después de unas cuantas copas de vino compartidas con unas buenas amigas entre risas: «Debo solucionarlo de una vez por todas».

Romper el tabú

Me alegra decir que las cuestiones del suelo pélvico son un tema habitual de discusión en casi todas las cenas a las que acudo. Es inevitable que en algún momento el hombre que se sienta a mi lado me pregunte: «¿A qué te dedicas?». ¡Y mi respuesta nunca tiene nada que ver con lo que él pudiera esperar! Pero, después de una buena comida y unas cuantas copas de vino, casi siempre todos empiezan hablar de mi profesión. En más de una ocasión hemos pasado la velada manteniendo una profunda conversación sobre la vagina y el suelo pélvico.

Las citas que incluyo a continuación son una pequeña muestra de lo que me han dicho mis pacientes durante estos años:

«Estoy segura de que se me pasará: esto es un problema temporal, ¿no?».

«Cuando deje de dar el pecho y mis hormonas se estabilicen se me pasará, ¿verdad?».

«No quiero acabar como mi madre, que lleva compresas siempre».

«¿Cómo es posible que esté tan en forma y que tenga pérdidas cuando corro?».

«Hace años que practico pilates. Supongo que tengo el suelo pélvico muy fuerte, ¿no?».

Existen muchos estudios sobre las mujeres atletas y la incontinencia. Uno de ellos en particular afirma que entre el veintiocho y el ochenta por ciento de las mujeres deportistas sufren incontinencia urinaria.* La franja más alta del ochenta por ciento se localiza en las mujeres que hacen gimnasia o saltan en la cama elástica. Así que, si eres joven, estás en forma y tienes salud, y no has tenido hijos, pero practicas de forma regular algún deporte de alto impacto como correr, ejercicio aeróbico, *netball* o HIIT, por favor, no des por supuesto que la incontinencia por esfuerzo es solamente un problema a partir

---

* Heath, A., Folan, S., Ripa, B., Varriale, C., Bowers, A., Gwyer, J. y Figuers, C.: «Stress Urinary Incontinence in Female Athletes», en *Journal of Women's Health Physical Therapy*, septiembre-diciembre de 2014, vol. 38(3), pp. 104-107.

de los cincuenta años. Tengas la edad que tengas y sea cual sea tu estado físico, este es el momento de empezar la revolución. Ahora que hay tantas mujeres que realizamos deportes de alto impacto, es más importante que nunca incluir los ejercicios de suelo pélvico en nuestra rutina para evitar tener problemas importantes más adelante.

Hace poco tuve una paciente que acababa de dar a luz. Ella quería recuperar el cuerpo que tenía antes de tener a su hijo, así que contrató unas cuantas sesiones con un entrenador personal con la intención de conseguir un «cuerpo bikini» para el verano. Por desgracia, en la primera sesión el entrenador hizo que realizara saltos en una pequeña cama elástica y, por supuesto, mi paciente sufrió incontinencia por esfuerzo. ¡Por suerte, la licra esconde casi cualquier tipo de catástrofe!

Es muy importante incluir los ejercicios de suelo pélvico en la rutina deportiva diaria; es tan importante como recuperar la figura después del embarazo para continuar teniendo una vida activa siempre.

Resolver la incontinencia por esfuerzo

Lo más importante que debemos hacer para prevenir y combatir la incontinencia por esfuerzo es incorporar los ejercicios de suelo pélvico en la rutina diaria. Estos ejercicios se pueden hacer en cualquier parte y en cualquier momento, pero el desafío consiste en acordarse de hacerlo de manera regular y, lo que es más importante, hacerlos de manera correcta. Esto es lo que me dicen cada día:

«¿Cómo sé que estoy haciendo los ejercicios de la manera correcta?».

Por favor, vuelve a leer el capítulo 2 para asegurarte de que puedes notar los músculos del suelo pélvico. Si no puedes localizarlos, por favor, busca a un profesional que te ayude a empezar.

Todas hemos oído hablar de los ejercicios de suelo pélvico y estoy segura de que la mayoría de las mujeres que han dado a luz, o que han pasado por cualquier tipo de cirugía ginecológica, han recibido algún folleto que habla de ello. ¿Cuántas de vosotras habéis guardado ese folleto en algún lugar bien ordenado y protegido? ¿O quizás está en el montón de papeles «por ordenar»? ¿Lo tienes todavía? Si te has olvidado del tema por completo, te comprendo perfectamente. Tener un hijo a quien cuidar —especialmente cuando es la primera vez— cambia nuestro mundo completamente, así que, si no sufrimos una incontinencia por esfuerzo muy grave o un prolapso, los ejercicios de suelo pélvico son la última de nuestras prioridades.

Todo el mundo debería realizar los ejercicios de suelo pélvico, pero soy consciente de que en realidad no los hacemos tan a menudo como deberíamos o no los hacemos en absoluto. Quizá nos acordemos de hacerlos después de toser, o si es época de alergias (por cierto, los problemas en la vejiga son más frecuentes que los de alergias), pero estoy segura de que lo más probable es que los abandonemos después de haber empezado a hacerlos. Y, lo que es más importante: ¿los hacemos correctamente?

Existen muchos ejercicios de suelo pélvico diferentes, y si se buscan en Internet, se encuentran páginas y páginas con información muy diversa y, a veces, muy confusa. Lo primero que hay que recordar es que es necesario poner las cosas fáciles y tener presente el consejo del capítulo 2. La intención principal consiste en construir un hábito que se pueda incorporar a la rutina diaria, sin que eso suponga una disrupción en el día a día que nos pudiera llevar a abandonarlo. Eso sería una auténtica tragedia.

Muchos estudios demuestran que hacer los ejercicios de suelo pélvico con supervisión o algún tipo de ayuda redunda en un mayor beneficio.* Seguir algunas de las instrucciones que aparecen en el capítulo 2 nos pondrá en el camino correcto de recuperación del tono muscular. Pero si después de leer el capítulo 2 todavía te parece difícil, por favor, busca ayuda y consulta a algún fisioterapeuta especializado en salud femenina o a algún especialista en incontinencia.

También existen soluciones quirúrgicas a la incontinencia por esfuerzo, pero, por favor, no pienses en esta opción hasta que hayas probado todos los tratamientos más conservadores. Te sorprenderá ver lo bien que funcionan y, a corto plazo, no tienes nada que perder. Y si al final tu especialista te deriva a un cirujano, continúa realizando los ejercicios de suelo pélvico. Aunque no te hayan solucionado el problema, permitirán que vayas fortaleciendo la musculatura mientras esperas… y es muy posible que descubras que lo has solucionado antes de que llegue el momento de entrar en el quirófano.

Cosas que tener en cuenta durante la rehabilitación

Mientras te encuentres en el proceso de fortalecer el suelo pélvico, deberás evitar cosas que puedan retrasar la recuperación o que, incluso, puedan agravar más el problema. Son las siguientes:

- Correr, especialmente sobre pavimentos con cemento. Si es absolutamente necesario que continúes corriendo, hazlo sobre césped o sobre una cinta de correr, que supondrán un

---

* Ghaderi, F. y Oskouei, A. E.: «Physiotherapy for women with stress urinary incontinence: a review article», en *Journal of Physical Therapy Science*, septiembre de 2014.

menor impacto en el suelo pélvico. Puedes intentar ponerte un tampón grande o una copa menstrual como la Mooncup o la Ruby Cup. También existen unos pesarios que se pueden conseguir en Internet: Contam, Contrelle Activgard y Contiform, para nombrar solo tres. Normalmente se presentan en un pack de principiantes con tres tamaños diferentes; puedes probártelos para ver cuál de ellos tiene el tamaño correcto para ti. Todos estos recursos funcionan porque ejercen una presión suave en el cuello de la vejiga y te pueden ayudar a correr sin sufrir pérdidas.
- Levantar peso. ¡Y eso incluye bebés grandes!
- Esforzarse en el retrete a causa del estreñimiento (abordaré algunos aspectos sobre este tema en el capítulo 9).
- Tener sobrepeso. Sufrir sobrepeso, en especial alrededor del abdomen, añade presión al suelo pélvico, así que este podría ser el momento para hacer algo y perder esos kilos de más.
- Toser mucho, así que, si fumas, este puede ser un buen momento para dejarlo.

Incontinencia al reír

La incontinencia urinaria puede afectar a las chicas jóvenes también, y es algo que suele suceder al reír. No es un fenómeno demasiado bien comprendido, pero se cree que la causa es una vejiga hiperactiva. Si se trata de una condición muy severa, se puede tratar con fármacos para calmar la vejiga. Como siempre, lo primero es aprender a hacer los ejercicios de suelo pélvico, puesto que ello te ayudará a contraer los músculos cuando te rías para contener la pérdida.

Poco a poco vamos animando a que las personas jóvenes también hablen, acepten y comprendan su cuerpo. Cuando yo iba a la escuela, mis amigas y yo no hablábamos de la menstruación. Yo me pasaba casi todo el tiempo vigilando la parte trasera de la falda, aterrorizada de que me hubiera bajado el periodo y no me hubiese dado cuenta. Hoy en día, las chicas jóvenes tienen una mayor conciencia y muchas de ellas incluso controlan su periodo con aplicaciones y lo hablan abiertamente con sus amigas. Son mucho más abiertas y cada día aprenden cosas nuevas a través de lo que ven o leen en Internet. Creo que, si la gente joven comprendiera la importancia de los músculos del suelo pélvico y de la salud del suelo pélvico, eso significaría dar un gran paso hacia su buena salud futura. Creo que las mujeres jóvenes deberían empezar a mostrarse más abiertas al respecto. Me parece que ya empieza a ser así entre las mujeres de poco más de veinte años. Un pajarito me ha dicho que en el departamento editorial que se ha encargado de publicar mi libro (que está compuesto mayoritariamente por mujeres) ahora ya hablan abiertamente del suelo pélvico y de los problemas de vejiga, cosa que antes nunca hubiera sucedido. Saber esto me llena el corazón de alegría: ¡es el inicio de la revolución!

Yo no trato a niños, pero todas las mujeres jóvenes que vienen se enamoran de la aplicación Squeezy (ver página 35); siempre deciden utilizarla, puesto que les facilita mucho la realización de los ejercicios y les recuerda cuándo hacerlos. Por otro lado, también me he dado cuenta de que los folletos no están hechos para las mujeres jóvenes, aunque sí los aprecien las mujeres mayores. Lo que quiero decir es que es muy importante elegir un tratamiento o una forma de abordarlo que esté de acuerdo con el propio estilo de vida.

Incontinencia urinaria combinada
Esto sucede cuando se sufre tanto estrés por esfuerzo como incontinencia urinaria de urgencia (ver capítulo 4 para más detalles

sobre esta condición). Si sufres síntomas de ambos, pero, por otro lado, no sufres ninguna otra afección, como por ejemplo una infección urinaria, entonces la primera línea de tratamiento debe ser la ejercitación del suelo pélvico. Casi todas las pacientes que vienen a verme por incontinencia por esfuerzo afirman no sufrir incontinencia de urgencia cuando les pregunto. Pero lo que sucede y es muy interesante es que, cuando regresan a la siguiente visita, muchas veces me dicen: «La incontinencia por esfuerzo está mejorando, y lo que es sorprendente es que ahora ya no tengo que dar saltitos mientras abro la puerta de casa a toda prisa para poder ir al baño». Así que muchas veces no eran conscientes de ese problema hasta que el problema desapareció.

4

Corriendo al baño: la vejiga hiperactiva y la incontinencia de urgencia

La vejiga hiperactiva

¿Necesitas ir constantemente o con mucha frecuencia a orinar, aunque hayas ido poco tiempo antes? ¿Sabes dónde encontrar un baño en cualquier punto de tu ciudad? ¿Te atemoriza hacer un largo viaje en coche? ¿Eres la persona de quien los niños se quejan: «Oh, mamá, ¿otra vez necesitas ir al baño»?

Quizá te hayas pillado cruzando las piernas en la entrada de casa, mientras buscas frenéticamente las llaves en el fondo del bolso y hayas tenido que meter la llave en la cerradura, al tiempo que dabas pequeños saltitos para intentar evitar el desastre. Muchas personas afirman que con solo ver la puerta de su casa sienten unas ganas irreprimibles de ir al baño. O, a veces, incluso les ocurre al girar la esquina y sentir que ya están cerca de su casa. El hecho de no poder llegar a tiempo al baño es algo que realmente puede afectar tu calidad de vida.

¿Te sucede que puedes tener una gran urgencia repentina de ir al baño? Un minuto antes estabas bien y, de repente, te entra la desesperación por ir al baño. Esto puede convertirse en incontinencia de urgencia.

¿Qué es la incontinencia de urgencia?

La incontinencia de urgencia se da cuando sientes una necesidad de ir al baño tan urgente que te supera y, simplemente, no puedes aguantar; y, en ese momento, se te escapan unas gotitas. Es posible que la pérdida sea mínima y que solamente humedezca un poco la ropa interior, pero también es posible que la vejiga se vacíe por completo. Si se trata de esto último, no importa dónde te encuentres: es una experiencia horrible. Vivir la falta de control de una función corporal resulta desconcertante, pero no hay manera de esconderlo si sucede. Si alguna de las situaciones que he mencionado hasta ahora te ocurren, es posible que tengas la vejiga hiperactiva.

Si sufres incontinencia de urgencia es muy posible que hayas dejado de salir y hayas ido rechazando todas las invitaciones de tus amistades como consecuencia de esta condición. ¿Cuántas veces has dado la excusa de: «Oh, hoy estoy bastante ocupada, ya vendré la próxima vez». O, quizá, cuando sales, solo lo haces para ir a lugares donde sabes que tendrás un fácil acceso a un baño. ¿Te sientas siempre en la última fila del cine porque sentarte en las de en medio te atemoriza?

¿Te levantas más de una vez por la noche para ir al baño? Esto puede ser agotador, y romper la pauta de sueño puede hacer que el día siguiente sea más difícil. Si compartes la cama, es posible que tus frecuentes excursiones al baño molesten a tu compañero y que el resultado es que los dos acabéis enojados o molestos. Esto puede suceder como consecuencia de ir con demasiada frecuencia al baño durante el día, con lo cual la capacidad de la vejiga disminuye. En los hombres puede ser resultado de una próstata demasiado grande. Sea cual sea la causa, no tenemos por qué soportar esta situación: hay muchas maneras de solucionarlo.

¿Por qué sufrimos de una vejiga hiperactiva o de incontinencia de urgencia?

En algunos casos no existe ninguna razón por la que la vejiga empieza a comportarse de forma diferente, y es posible que no se pueda saber por qué sucede. Eso ocurre así, a menudo, en las personas jóvenes; créeme, esta es una condición que afecta tanto a hombres jóvenes como a mujeres jóvenes. Si eres joven, te resultará una situación especialmente desconcertante. ¿Dónde vas a ir a buscar ayuda y consejo? ¿Puedes comentarlo con tu familia o con tus amistades más cercanas? Estoy segura de que muchos de vosotros habéis echado un vistazo rápido en Internet y os habéis sentido aterrorizados, o quizá tan confundidos que no sabéis qué es lo que anda mal ni qué hacer al respecto.

A veces, la causa es solamente una cuestión de hábito. Quizás esa situación empezó en una etapa de tu vida en la que sufrías mayor ansiedad y en la que el baño era un lugar en el que refugiarse. Entrar un momento en el baño pudo haber sido una manera de escapar de alguna situación difícil. Pero, de repente, eso se convierte en un problema más que en una costumbre. Ir al baño «por si acaso» es el pequeño secreto de millones de personas. A menudo les digo a mis pacientes que la vejiga les está controlando la vida; la solución, pues, consistirá en que seas tú quien retome el control.

Además, existe ese miedo de mojarse la ropa. Esto puede crear el hábito de ir a menudo al baño para asegurarse de que no suceda. Y esta situación puede ir empeorando progresivamente si tienes la costumbre de correr al baño cada vez que sientes la más ligera sensación de necesidad de orinar. Esto puede suceder cuando sufres un problema. He tenido muchos pacientes masculinos que sufrían incontinencia de urgencia después de haberse sometido a una prostatectomía y que en su esfuerzo por evitar pérdidas se habían acostumbrado a ir al baño con demasiada frecuencia. Estos pacientes, a veces, han necesitado entrenar la vejiga para recuperar su funcionamiento normal.

En algunos casos, el problema es debido simplemente al proceso de envejecimiento, cuando la movilidad hace que sea más difícil llegar a tiempo al baño. También puede ser consecuencia de infecciones de orina recurrentes (o de una sola infección de orina), que dejan a la persona agotada y sin poder parar de correr al baño cada pocos minutos. Otras veces, el origen se encuentra en alguna medicación, o en alguna enfermedad como la esclerosis múltiple o la enfermedad de Parkinson. La incontinencia de urgencia también puede aparecer después de una apoplejía.

El prolapso vaginal cuando se da como cistocele (el prolapso de la pared anterior) es otro de los motivos. Si crees que esto es lo que te sucede a ti, continúa leyendo, pero echa un vistazo también al capítulo 5, en el que hablo del prolapso, para comprender completamente de qué se trata. En los hombres puede suceder cuando se sufre un agrandamiento de la próstata y la vejiga no acaba de vaciarse bien. Para más información sobre esto último, ver el capítulo 10.

Sufrir incontinencia de urgencia o una vejiga hiperactiva puede resultar angustiante: aunque no parecemos enfermos —y la mayoría de veces no lo estamos—, es difícil tener que ir constantemente al lavabo corriendo. Hace poco tiempo traté a un juez que sufría incontinencia de urgencia y, como es de suponer, tener que parar un juicio a la mitad para ir al baño no es fácil. Cuando ya había mejorado un poco, me dijo: «Nunca más impediré que nadie vaya al baño durante un juicio». En general somos muy intolerantes con los hábitos de ir al baño de los demás, y creo que esto se debe a nuestros propios miedos y a una falta de comprensión del problema.

¿Qué es lo normal?
Deberíamos ir al baño para orinar unas seis u ocho veces al día, de promedio, y cada vez deberíamos evacuar unos trescientos mililitros, aunque a veces pueden ser entre cuatrocientos y seiscientos. Esto puede incluir una vez cada noche.

Todos los seres humanos somos distintos, y lo que entendemos como «normal» puede verse afectado enormemente por influencias externas. Una vez traté a una paciente que se encontraba cerca de los treinta años y que estaba a punto de perder la paciencia a causa de los comentarios que recibía en su puesto de trabajo: «¿Otra vez al baño? ¿Qué te pasa?». Era visto como una señal de falta de interés o como un intento de escapar del trabajo. Curiosamente, nadie pestañeaba cuando los fumadores decían, riendo: «¡Voy a tomar un poco de aire fresco!». La pobre mujer había empezado a inventarse una serie de excusas, como decir que iba a beber agua o que iba a hacer unas fotocopias. Ir al baño durante las horas de trabajo se había convertido en tal problema para ella que ya no sabía cómo llevarlo cuando me vino a ver. Durante la conversación que mantuvimos me confesó que cada día bebía unas ocho latas de una bebida que contenía cafeína. Después de dejar ese hábito y de realizar un entrenamiento de vejiga y unos cuantos ejercicios de suelo pélvico recuperó la normalidad de nuevo. Pero había pasado más de un año sufriendo inútilmente y sin buscar ayuda.

Existe una clara conexión entre la ingesta de bebidas con cafeína y la frecuencia de micción. No hace falta dejar el té del desayuno: ¡no soy tan cruel para sugerir esto! Una o dos tazas de té o de café al día no serán muy importantes, pero si sabes que un expreso doble te hace sentir una terrible urgencia, quizá debas reducir el consumo de café.

Recuerdo a un paciente que se había jubilado poco tiempo antes. Ahora pasaba muchas horas en casa cuidando el jardín. Su esposa era una gran consumidora de té, y le preparaba una taza de té cada vez que ella tomaba una. Él no estaba acostumbrado a tomar tanto té, pero no pensó en ello hasta que empezó a ir demasiadas veces al baño y a sufrir cierta incontinencia de urgencia. Vino a verme a causa de este nuevo problema que lo inquietaba. Cuando hicimos la conexión con el aumento de la ingesta de té, decidimos que probablemente esa era la causa y que, si abandonar el té no redundaba en una mejoría, tendríamos que probar con otras cosas. Él no había establecido una relación entre el té y su nuevo problema de incontinencia. No hace falta decir que se recuperó por completo.

El alcohol también puede ser un factor que tener en cuenta, y últimamente ya somos más conscientes de que debemos beberlo con moderación por todo tipo de cuestiones de salud (para saber si tu ingesta de alcohol se encuentra dentro de un estándar de seguridad, puedes encontrar información en drinkaware.co.uk). A pesar de ello, es posible que no hayas tenido en cuenta los efectos que tiene en la función de la vejiga. Un ligero exceso en la ingestión de alcohol es una de las confesiones más frecuentes que me hacen mis pacientes. La incontinencia de urgencia puede ser el motor para reducir la ingesta de alcohol y, también, para ganar en salud de manera general, además de solucionar un mal funcionamiento de la vejiga.

Otra cosa que oigo y leo a menudo es que todos deberíamos beber mucha agua. Hoy en día ya es una norma ir a caminar con una botella de agua grande: incluso nos dicen que llevemos agua para viajar en tren o en metro cuando hace mucho calor. Esto es adecuado, puesto que no queremos que nadie se desmaye en el tren. Pero ¿cuánto es «mucha» agua?

Deberíamos ingerir entre un litro y medio y dos litros de líquido al día. Si haces mucho ejercicio, añadir medio litro de líquido es una buena idea. Recuerda que siempre evacuarás más líquido del que ingieres, pues los alimentos sólidos también contienen agua. Así que no te alarmes si notas que evacúas un mayor volumen de líquido del que bebes (aunque, por supuesto, solo te darás cuenta de ello si mides las cantidades). Una buena costumbre es comprobar el color de la orina: debería tener un color de paja claro. ¡Digamos que tendría que parecerse más al color del champán que al de la cerveza!

Beber poco líquido también puede ser un problema. Algunos pacientes me comentan que no beben nada en absoluto cuando tienen planificado salir para no necesitar ir al baño. Esto es tan malo como beber demasiado, pues beber demasiado poco puede provocar una orina demasiado concentrada que irrite la vejiga y, además, las personas que beban poco también necesitarán ir muy a menudo al baño, pues su vejiga se habrá contraído.

De todas formas, existen unas soluciones muy sencillas para este problema. Si notas que tu vejiga parece haber cobrado vida propia de manera un tanto exigente y que ha empezado a controlar tu vida, puedes recuperar el control y demostrar quién manda.

REEDUCACIÓN DE LA VEJIGA

La solución más sencilla para una vejiga hiperactiva es la reeducación de la vejiga. Lo bueno de la reeducación de la vejiga es que no tiene contraindicaciones, así que es un buen punto de partida. La mayoría de las personas pueden empezar a hacerla siguiendo las sencillas reglas que explico más adelante, pero, como siempre, si te encuentras con dificultades, consulta con un fisioterapeuta o un especialista.

El objetivo de la reeducación de la vejiga consiste en ir espaciando las visitas al baño de forma progresiva sin reducir la ingesta de líquido.

El primer paso para ello es llevar un diario (puedes utilizar el que ofrece la aplicación Squeezy, si lo prefieres). Escribe cuántas micciones realizas diariamente durante unos cuantos días, sin olvidarte de las excursiones nocturnas al baño, además de lo que bebes cada día. Si lo deseas, puedes hacerte una idea más exacta calculando las cantidades de ingesta de líquido y de evacuación de líquido. Medir la ingesta de líquido no es un problema si conoces la capacidad de los vasos y las tazas de tu cocina, pero para calcular la cantidad de orina que evacúas será mejor que elijas un día en que te encuentres en casa y dispongas de intimidad. Busca una jarra vieja de medir (¡o compra una para utilizarla exclusivamente para esto, ya que al cocinero de la casa no le gustará mucho que utilices la suya!) para orinar en ella y luego ver el volumen evacuado. Llevar un diario puede ser muy revelador; por ejemplo, si vas al baño quince veces al día y cada vez solamente evacúas cien mililitros, te darás cuenta de inmediato de que algo no va bien. Aunque ya supieras que ibas demasiadas veces, escribirlo lo hace mucho más real.

El diario es el punto de partida del entrenamiento de la vejiga para recuperar su funcionamiento normal. Resulta útil llevar el diario durante tres días consecutivos al principio y volver a hacerlo al cabo de tres semanas. Así podrás comparar los dos diarios para ver si estás haciendo progresos. A algunas personas les gusta llevar un diario durante todo el proceso de entrenamiento, así que haz lo que te funcione mejor.

El paso siguiente consiste en alargar el tiempo entre las visitas al baño. Cada vez que sientas la necesidad de orinar, intenta aguantar durante un corto periodo de tiempo antes de ir al baño. Al principio espera cinco minutos. A veces, sentarse en un asiento duro puede resultar de ayuda; quizá también te ayude aplicar una pequeña presión en el perineo para apartar la mente de la urgencia. Puedes sentarte y probar de hacer unas cuantas contracciones del suelo pélvico. Esto posiblemente reduzca o elimine la urgencia durante un rato. Incluso pensar en otras cosas puede resultar útil.

Cuando ya hayas estado haciéndolo durante unos días, puedes empezar a aumentar poco a poco el tiempo de espera de cinco a diez minutos, y así sucesivamente. El aumento de tiempo de espera debe ser lento y gradual. No quieras ir demasiado deprisa y aguantar demasiado tiempo; si te fuerzas, quizá sufras un episodio de incontinencia, y eso sería una pena y podría hacerte abandonar todo el esfuerzo. Avanzar poco a poco y de forma constante es la única forma de avanzar.

> El proceso completo puede requerir entre uno y tres meses. Después de este tiempo, deberías poder orinar cada tres o cuatro horas durante el día y, quizás, una vez por la noche; y cada vez deberías evacuar entre doscientos cincuenta y trescientos mililitros, o quizás un poco más. Sabrás que ha funcionado si eres capaz de vivir la vida sin tener que preocuparte por saber dónde está el baño más cercano.

Para muchas personas, la noche es un problema. Pero ten por seguro que, si soluciona el día, la noche se solucionará por sí misma. La vejiga se habrá expandido, así que podrás dormir más tiempo antes de que la vejiga le mande la señal al cerebro de que está llena.

Al mismo tiempo que te entrenas en la retención, es importante que continúes practicando los ejercicios de suelo pélvico (ver capítulo 2), puesto que son cruciales para la recuperación. Y ahora puede ser un buen momento para repasar tu dieta. Comer mucha fruta, verduras y otros alimentos con un alto contenido de fibra puede empeorar la condición de una vejiga hiperactiva.

Entre los demás alimentos que pueden afectar a la vejiga se encuentra el chocolate, las frutas ácidas como las naranjas, los pomelos, los limones y los tomates, la comida muy especiada y la cebolla cruda. Tal como he mencionado antes, el té, el café, el alcohol y los refrescos con gas (incluida el agua con gas) pueden irritar la vejiga. Puede ser una buena idea llevar un diario de lo que comes, si no tienes muy claro qué alimentos están afectando a tu vejiga, o quizás en el fondo ya sepas que ese curry que tanto te gusta, y que comes de vez en cuando, está empeorando los síntomas. Intenta averiguar qué comidas o bebidas te afectan y procura eliminarlas de tu dieta.

¿Y si no funciona?

Si ya has intentado todo lo que he mencionado hasta ahora, el siguiente paso consiste en considerar la posibilidad de tomar medicación para corregir el comportamiento de la vejiga. Porque quizás el problema no sea que no lo has hecho bien, sino que tu vejiga sufre unos espasmos inexplicables que no puedes controlar. Los espasmos de la vejiga se pueden tratar con medicación específica que relaja la musculatura de esa parte, permitiéndote así retener durante más tiempo.

Si piensas que la medicación es el tratamiento adecuado para ti, deberás concertar una cita con tu médico de cabecera. Según los consejos que te dé tu médico, quizá puedas tomar la medicación al mismo tiempo que realizas los ejercicios de retención y los ejercicios de suelo pélvico; podría ser que al cabo de dos o tres meses pudieras dejar la mediación. O también podría ser que necesitaras tomar la medicación de forma continuada. Si este es el caso, debes tomártela como cualquier otra medicación: si te devuelve la calidad de vida que habías perdido, esa es la mejor manera de proceder.

Hace poco tiempo atendí a una mujer que llevaba treinta años organizando una colecta anual benéfica de Lifeboats (RNLI). Vino a verme muy preocupada porque ese año debía realizar una colecta en una zona en la que no había baños disponibles. Ya estaba realizando los ejercicios de suelo pélvico y los ejercicios de retención, pero todavía no se había recuperado del todo, así que le aconsejé que, además, probase la medicación. Funcionó muy bien. Todos somos diferentes, y si una cosa no te funciona, seguro que otra sí lo hará. Así que, pase lo que pase, no desistas hasta haber encontrado la solución.

Otras soluciones

Si los ejercicios de retención de vejiga no acaban de funcionar y si no quieres tomar medicación, quizá puedas probar con la estimulación del nervio tibial. Esta es una técnica clínica muy poco invasiva que ha demostrado ser efectiva en el tratamiento de los síntomas de la vejiga hiperactiva.* El tratamiento consiste en insertar en el tobillo una pequeña aguja de acupuntura conectada a una pequeña unidad de estimulación eléctrica para enviar unos suaves impulsos eléctricos al nervio tibial. Ese suave impulso eléctrico llega a los nervios que controlan la función de la vejiga con la intención de que calme la vejiga hiperactiva. Es necesario ir a la clínica una vez a la semana durante un total de doce semanas y cada sesión dura treinta minutos; por tanto, esta opción requiere un gran compromiso.

También existe una terapia conocida como estimulación del nervio sacro o terapia de neuromodulación sacra. Consiste en implementar un pequeño estimulador bajo la piel, habitualmente en la parte superior de las nalgas o en la parte baja del abdomen. Este estimulador envía una corriente eléctrica al nervio sacro que ayuda a detener los mensajes no deseados de la vejiga. Este estimulador se puede llevar entre cinco y diez años sin necesidad de reemplazarlo. Hay que tener en cuenta que se están desarrollando nuevas técnicas constantemente para tratar la vejiga hiperactiva, así que es conveniente estar informado o preguntarle al médico de cabecera o al urólogo.

También existen otros tratamientos médicos más radicales

---

* Peters, K. M., Carrico, D. J., MacDiarmid, S. A. y *al.*: «Sustained therapeutic effects of percutaneous tibial nerve stimulation: 2-month results of the STEP study», en *Neurourology and Urodynamics*, enero de 2013, 32(1), pp. 24-29.

para tratar la vejiga hiperactiva. Pero estos tratamientos solo deben valorarse cuando todo lo anterior falla.

El bótox se utiliza habitualmente en los tratamientos cosméticos inyectándolo bajo la piel para reducir las arrugas, pero también se puede inyectar para relajar los músculos de la vejiga. La intervención se realiza en un hospital con anestesia parcial o total. Es un procedimiento relativamente rápido que normalmente requiere el ingreso de un día o, quizá, de un día y una noche. Si los síntomas persisten, tal vez sea necesario repetir las inyecciones en intervalos de entre seis y dieciocho meses después de la primera intervención.

Otra opción —y esta sería realmente el último recurso— consiste en someterse a una cirugía para aumentar el tamaño de la vejiga. El procedimiento necesita anestesia general y puede hacerse con una laparoscopia o como una operación convencional. Esta última se realiza abriendo la vejiga y cosiéndole un segmento de intestino del propio paciente para aumentar su capacidad. En general, la recuperación de esta cirugía requiere, por lo menos, seis semanas.

Manejar la incontinencia

En este capítulo nos hemos centrado, hasta el momento, en la frecuencia de micciones y en la urgencia de estas, pero no hemos hablado de la incontinencia en sí. Es en este punto donde las compresas para la incontinencia juegan un papel importante.

No me cabe la menor duda de que ya habrás visto la enorme variedad de compresas que se venden en las farmacias o en los supermercados o que se encuentran en Internet. Pueden ser de un solo uso o lavables, y existen todo tipo de formas y de tallas. A pesar de que estas compresas están diseñadas específicamente para la incontinencia, muchas mujeres todavía compran compresas normales. Muchas veces, en el supermercado, veo mujeres que ya están en la menopausia, pero que llevan compresas normales en el carrito. Esto indica, por lo menos, una negación del problema y redunda en el fortalecimiento del tabú y la vergüenza que rodea al tema de la incontinencia. Es necesario que esto deje de ser así.

Mientras tomas otras medidas para resolver la incontinencia, las compresas específicas para la incontinencia te ayudarán a manejar el problema. Pero es importante que sean una ayuda temporal y que solamente se utilicen mientras se está resolviendo el problema por otras vías. A veces se presenta a estas compresas como la solución al problema. NO LO SON. Muchas veces me he encontrado con personas que llevan dos compresas, una encima de la otra; esta es una técnica inútil, puesto que las compresas tienen una capa de plástico que la orina no puede atravesar, así que debes encontrar una única compresa que te sirva.

Infecciones del tracto urinario

Aunque la infección del tracto urinario no está directamente relacionada con la vejiga hiperactiva, a menudo ambas condiciones presentan la misma sintomatología. Es importante que descubras cuál de los dos es tu problema para que puedas resolverlo con éxito. La infección del tracto urinario, conocida también como cistitis, es un tormento en la vida de muchas mujeres, mientras que para otras mujeres puede ser una condición completamente desconocida. La infección del tracto urinario es la segunda infección más común después de las infecciones en el pecho. La causa más habitual es el paso de una bacteria del ano a la uretra, aunque esto no tiene nada que ver con una mala higiene. Es una condición mucho más común en las mujeres porque tenemos una uretra mucho más corta y esta se encuentra más cerca del ano.

Si sufres de una infección urinaria, es posible que hayas empezado a tener cierta incontinencia; puedes sentir una gran urgencia e ir muchas veces al baño. La cistitis puede ser dolorosa; quizá tengas escalofríos y te sientas muy mal. Quizá también veas un rastro de sangre en la orina o la orina turbia. Hacerse un análisis de orina es una buena idea para saber qué tipo de bacteria está produciendo el problema y para descartar cualquier otra cosa que pudiera estar provocando los síntomas. Lo más importante es tomar el antibiótico correcto; esto es muy importante, en especial en un mundo en el que las bacterias cada vez son más resistentes a los antibióticos.

También puedes probar con algunos remedios sin receta médica como D-mannose, los probióticos, el ácido ascórbico (vitamina C), el citrato de potasio o el jugo de arándano. Existen algunas pruebas que sugieren que estos tratamientos pueden resultar de ayuda, pero es importante remarcar que ninguno de ellos es definitivo. Yo siempre aconsejo pedir la opinión de un médico o de un farmacéutico antes de probar ningún remedio casero, puesto que pueden tener reacciones adversas con otra medicación que se pueda estar tomando.

Cómo prevenir la cistitis y otras infecciones del tracto urinario:

- Orinar siempre después de tener relaciones sexuales.
- Asegurarse de tomar entre un litro y medio y dos litros de líquido al día.
- Limpiarse desde delante hacia atrás después de evacuar.
- No lavarse continuamente ni utilizar productos muy perfumados en el baño.
- Llevar ropa interior de algodón.
- Evitar el pantalón demasiado ajustado.

- Tener en cuenta el método anticonceptivo; podría ser que el lubricante espermicida fuera la causa.

Cistitis intersticial o síndrome de vejiga dolorosa
Esta es una enfermedad crónica en la que la inflamación de la vejiga produce dolor. Por el momento se desconoce la causa de esta patología. Puede producir un tremendo dolor pélvico y una fuerte sensación de urgencia por orinar, además de una gran frecuencia urinaria tanto durante el día como por la noche. Puede empeorar durante la menstruación o después de las relaciones sexuales. Normalmente, es más habitual en las mujeres de mediana edad, pero, como sucede con todo, la puede sufrir cualquier persona.

Es una enfermedad bastante difícil de diagnosticar y de tratar. Es posible que haga falta realizar una cistoscopia (exploración con una pequeña cámara para observar el interior de la vejiga). Si tienes un diagnóstico de cistitis intersticial, puede resultarte muy útil una organización conocida como Bladder Health UK. En España existe también ACACI.

Es importante destacar que es posible sufrir de una vejiga hiperactiva o una incontinencia por esfuerzo al mismo tiempo. Esto se conoce como incontinencia urinaria combinada, y para tratarla deberás realizar la rehabilitación del suelo pélvico, además de seguir los consejos de este capítulo, así que, por favor, consulta los capítulos 2 y 3 para más información.

5

Parece que todo se hunde: tipos de prolapso vaginal

El prolapso de órganos pélvicos (POP) o prolapso vaginal se encuentra descrito en los textos médicos desde el inicio de los tiempos. ¡Si supiéramos lo que les hacían a las mujeres para ayudarlas con el prolapso, se nos pondrían los pelos de punta!

Hipócrates (c. 460-377 a. C.) creía que la mejor manera de tratar el prolapso consistía en rodear la cabeza de la paciente con humo agradable al olfato y rodear la zona de la barriga con humo de olor desagradable para estimular la retirada del útero. Si esto no funcionaba, se introducía media granada empapada con vinagre en la vagina para colocar el órgano en su sitio. Y si esto tampoco funcionaba, se ataba a la mujer boca abajo desde un poste que se sacudía arriba y abajo repetidamente. Luego, se dejaba a la mujer en la cama con las piernas atadas durante tres días.*, ** El

---

* Mattimore, J., Cheetham, P. y Katz, A.: «The history of pelvic organ prolapse from antiquity to present day», en *Journal of Urology*, abril de 2015, vol. 193 (4).

** Downing, K. T.: «Uterine prolapse: from antiquity to today», en *Obstetrics and Gynecology International*, vol. 2012, artículo ID 649459, 9 páginas.

tratamiento boca abajo resultaba bastante sensato puesto que, a corto plazo, provocaba que la vagina retrocediera. Pero la mejora revertía en cuanto la mujer empezaba a moverse con normalidad, pues la gravedad hacía que el prolapso fuera mayor.

A finales del siglo XVI se hizo un uso extensivo de los pesarios, que estaban hechos con materiales como el latón, el corcho, la madera, la cera, la piel, el vidrio o el metal. Aunque es posible que eso hubiera permitido mantener los órganos en su sitio, también debió de haber causado unas infecciones terribles, y seguro que eran muy incómodos de llevar.

Desde mediados del siglo XIX hasta finales de ese mismo siglo, se empezó a utilizar el cloroformo como anestesia general (se lo administraron a la reina Victoria para el parto de dos de sus hijos: el príncipe Leopoldo, en 1853, y la princesa Beatriz, en 1857; lo cual tuvo el efecto de que la gente lo aceptara como una forma segura de anestesia) y también se empezaron a realizar cirugías con mayor frecuencia. Pero no fue hasta que se mejoró la asepsia que se pudieron empezar a llevar a cabo cirugías más complejas. Hacia la década de 1950, la cirugía empezó a ser una opción real para las mujeres que sufrían prolapso, lo cual les ofrecía la posibilidad de elegir el tratamiento que deseaban.

Hoy en día, con la rehabilitación del suelo pélvico y el uso de los pesarios modernos, las mujeres tienen muchas más opciones antes de decidirse por una cirugía. Y los avances quirúrgicos que se han realizado, como la laparoscopia y la cirugía vaginales, permiten contemplar la solución quirúrgica como una opción posible en caso de que sea necesario.

Con la rehabilitación del suelo pélvico es muy posible corregir el prolapso hasta el punto de que, aunque quizá siga estando allí, ya no te moleste y no interfiera en tu día a día. Si ese es el caso, entonces podrás decidir si prefieres continuar así y evitar la cirugía por el momento, sabiendo que siempre puede ser una opción más adelante.

¿Qué es el prolapso?

El prolapso ocurre cuando los músculos y los ligamentos del suelo pélvico se debilitan. Entonces, a causa de la debilidad de la musculatura del suelo pélvico y de la pared de la vagina, uno o más órganos pélvicos —frecuentemente, la vejiga— cae en la vagina. Antes de que exploremos las causas, voy a explicar los tipos de prolapso existentes y los niveles de gravedad. Luego comentaré qué es lo que provoca el prolapso y cómo tratarlo.

Sufrir un prolapso puede ser angustiante y afectar enormemente la calidad de vida, pero no hay que desesperar. Por favor, continúa leyendo, y así podrás iniciar el camino de la recuperación.

Si todavía no te has hecho examinar por un médico o un especialista en salud femenina, esta guía puede ayudarte a ver qué tipo de prolapso sufres y con qué severidad. Espero que te ayude a comprender lo que le está pasando a tu cuerpo para que puedas empezar a gestionar el problema antes de buscar ayuda profesional.

Se cree que aproximadamente el cincuenta por ciento de las mujeres de más de cincuenta años tienen algún grado o algún síntoma de prolapso, aunque hay que tener en cuenta que, al igual que sucede con la mayoría de los problemas en esta zona del cuerpo, se trata solamente de las mujeres que han informado de ello. Es posible que un prolapso no dé ningún síntoma y que solamente se detecte en una citología rutinaria. Así que, por favor, aunque no sufras ningún síntoma de prolapso, empieza hoy mismo tus ejercicios de suelo pélvico.

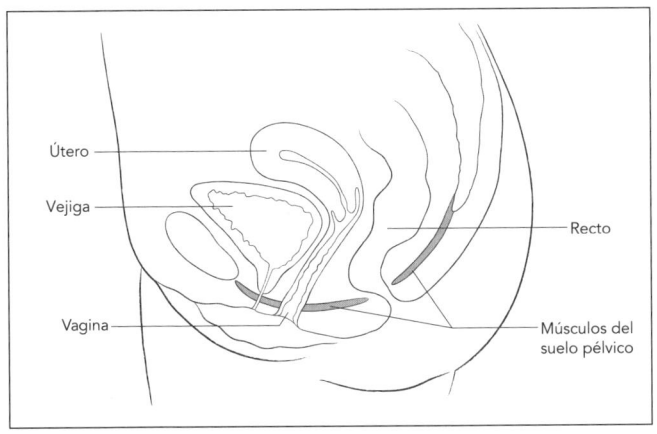

Órganos pélvicos en la posición correcta

Antes de que empecemos a ver lo que nos ocurre cuando sufrimos prolapso, dejo constancia aquí de algunas frases de algunas de mis pacientes:

«Es como si estuviera sentada sobre un huevo o una pelota».

«Es como si algo se estuviera cayendo».

«He pasado tres infecciones de orina y nunca había tenido ninguna».

«Últimamente sufro un estreñimiento terrible».

«He dejado de correr porque me resulta muy incómodo».

«No quiero practicar sexo, me resulta embarazoso con el prolapso».

Tipos de prolapso

El prolapso ocurre de diferentes modos. A continuación explico los más frecuentes:

Cistocele

El cistocele es el prolapso de la pared anterior de la vagina. A veces se conoce como «prolapso anterior» o «prolapso de vejiga», y también se describe como «hernia de vejiga». La vejiga se encuentra delante de la vagina, así que, cuando la pared que hay entre la vejiga y la vagina se debilita, la vejiga sobresale en el interior de la vagina.

Si sufres cistocele, es posible que hayas tenido alguno de los siguientes síntomas:

- Tener que orinar con frecuencia. Mientras orinas, el flujo se detiene y vuelve a caer de repente, quizá debas esforzarte por evacuar la orina o notes que el flujo es muy escaso en lugar de tener el volumen habitual.
- Quizá te tengas que esperar un rato a que la orina baje, ya que la vejiga ya no se encuentra en su posición normal.
- También es posible que sientas la necesidad urgente de orinar y que no has vaciado la vejiga por completo, lo cual hará que vuelvas al baño al cabo de una hora.
- Quizá notes un bulto en el interior de la vagina, o una sensación de algo que pesa en esa zona.

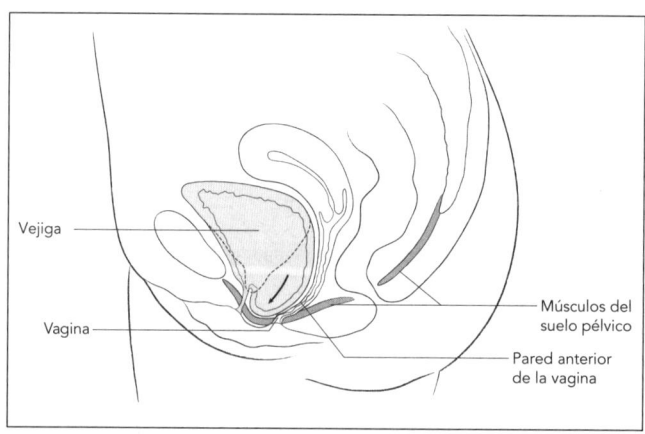

Cistocele

- Puedes empezar a sufrir infecciones urinarias más frecuentes.
- Es posible que el sexo haya empezado a resultarte incómodo o doloroso, o que tengas incontinencia urinaria mientras lo practicas.

Rectocele
El rectocele es el prolapso de la pared posterior de la vagina. A veces también se conoce como «prolapso de la pared posterior de la vagina» o «hernia rectovaginal». Ocurre cuando el recto sobresale en el interior de la vagina. Esto sucede porque la pared entre el recto y la vagina se ha debilitado, y en los casos en que se pierde parte del perineo durante el parto esta condición puede ser todavía peor (ver capítulo 6). Cuando esto ocurre, la pared posterior de la vagina no tiene el soporte necesario y resulta más fácil que se produzca el rectocele.

Si sufres rectocele, es posible que tengas uno o más de los siguientes síntomas:

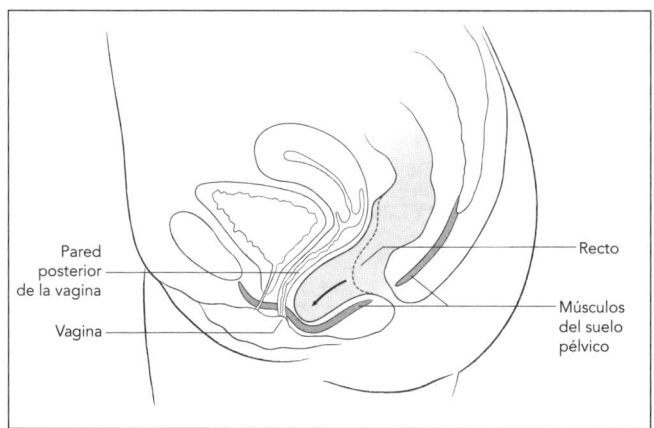

Rectocele

- Es posible que te resulte más difícil defecar y que te tengas que esforzar por hacerlo. A menudo me encuentro con mujeres que lo han intentado todo —desde la medicación o los supositorios hasta la irrigación de colon— sin tener en cuenta que el prolapso podría ser la raíz del problema. Sospecho que existe una serie de motivos para esto: no saber dónde ir a buscar ayuda; creer que es algo normal o que les hayan dicho que es algo normal («qué esperas, has tenido dos hijos»); sentirse demasiado avergonzadas para hablar de ello.
- Tener la sensación de no haber vaciado del todo el intestino.
- Sufrir estreñimiento cuando nunca te había ocurrido antes. Siempre es importante ir a ver al médico cuando ocurre un cambio en el hábito de defecación.
- Quizá debas introducir los dedos en la vagina para hacer retroceder las heces (ya que a veces se quedan en el prolapso) y poder evacuar.
- A lo mejor te resulte doloroso practicar sexo.
- Tener una sensación de peso (las pacientes lo describen como tener un tampón muy empapado en la vagina) o de presión en la vagina o el perineo.

Prolapso uterino
El prolapso uterino ocurre cuando el útero desciende a la vagina.
Si sufres prolapso uterino, es posible que tengas los siguientes síntomas:

- Es posible que tengas una sensación de pesadez en la vagina, como si algo bajara por ella.
- Quizá sientas un dolor en la parte más interior de la vagina cuando mantienes relaciones sexuales.

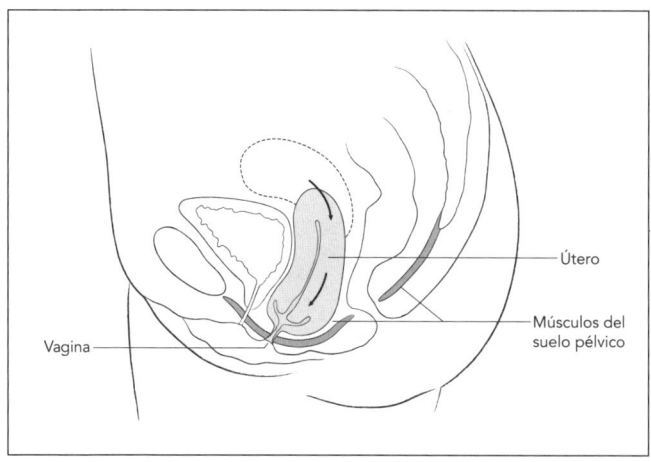

Prolapso uterino

- Si el prolapso del útero es muy severo, quizás el cérvix pueda encontrarse en la entrada de la vagina o que sobresalga. Es posible que sea tan severo que el cérvix roce el pantalón. Si eso te sucede, seguro que sientes que todo está perdido.
- Quizás empieces a sufrir incontinencia urinaria.

Prolapso de la cúpula vaginal
Esta complicación ocurre después de haberse sometido a una histerectomía y la parte superior de la vagina (donde se encuentran el cérvix y el útero) cae dentro de la vagina.

Enterocele
El enterocele es la caída del intestino delgado en la vagina. Es menos común que los otros tipos de prolapso. Entre los síntomas, se encuentran:

- Dolor en la parte baja de la espalda.

- Una sensación de presión en la vagina que se reduce al estar en posición horizontal.
- Dolor o incomodidad ocasional durante la práctica del sexo.
- Un abultamiento o una presión en la vagina que, a veces, es dolorosa.

El cistocele es la clase de prolapso más común de todos. Es dos veces más frecuente que el rectocele, y tres veces más que el prolapso uterino. A pesar de todo, cuando se tienen muchos síntomas de prolapso, es posible sufrir a la vez un poco de cada tipo.

En cualquier caso, es muy difícil distinguir un prolapso de otro sin un reconocimiento adecuado por parte de un médico o de un especialista en salud femenina. Si te reconoces en alguno de los síntomas que hemos descrito, es el momento de buscar ayuda. Por lo menos, mientras esperas a que te den cita, empieza un programa de rehabilitación pélvica; es posible que tus síntomas mejoren rápidamente.

Síntomas generales del prolapso

Es habitual que el prolapso resulte más molesto después de pasar largos ratos de pie, al final de un largo día (en especial si has estado corriendo detrás de los niños) o después de levantar peso. Y es frecuente que cuando resulta menos molesto sea por la mañana, después de dormir toda la noche, por una cuestión obvia de gravedad (es por ello por lo que el antiguo tratamiento de colgar a las mujeres cabeza abajo seguido de un periodo de descanso en la cama funcionaba tan bien a corto plazo, ¡aunque no estoy insinuando que sea una buena opción!). Después de pasar la noche en la cama, el cuerpo ha recibido menos presión descendente por la gravedad y el prolapso habrá retrocedido un poco…

hasta que empieces a correr de un lado a otro durante tu intensa jornada.

Estos son algunos de los síntomas que es posible que notes si sufres prolapso:

- Una sensación dolorosa en la parte inferior del abdomen.
- Dificultad al insertarte un tampón.
- Incomodidad al toser, esforzarte o empujar hacia abajo.
- Incontinencia urinaria en forma de incontinencia por esfuerzo, frecuencia urinaria o incontinencia de urgencia (ver capítulos 3 y 4).
- Dolor, sensación de presión o de incomodidad, o pequeña pérdida de orina durante las relaciones sexuales hasta el punto de dejar de desear tenerlas. Si esto te sucede, quizá sea útil utilizar la gravedad. Colócate una almohada debajo de las nalgas; esto provocará que todo se retraiga hacia el interior del cuerpo y puede hacer que el sexo resulte menos incómodo y más placentero.

Dolor de espalda

Una vez tuve una paciente que sufría dolores de espalda; se había realizado todo tipo de pruebas en busca de algún problema en los discos vertebrales o alguna otra causa; curiosamente, ni las placas ni los escáneres mostraron ningún problema en la espalda. Vino a verme porque tenía otro problema: incontinencia por esfuerzo. En cuanto la examiné, rápidamente encontré la causa: tenía cistocele y rectocele. Mi paciente realizó una larga rehabilitación del suelo pélvico y algunos ejercicios de fortalecimiento del *core* y, por supuesto, el dolor de espalda desapareció. Mi paciente estaba encantada, no solo porque se había librado del dolor de espalda (sin tener que someterse a cirugía), sino porque había corregido un prolapso que no sabía que tenía. Así que fue un éxito en todos los sentidos.

Infecciones del tracto urinario
Una infección urinaria siempre es un buen motivo para ir a ver al médico, puesto que es una complicación que puede resultar muy desagradable y debilitante. Normalmente se pide una muestra de orina para hacer una prueba, pero no sería mala idea —si no acostumbras a tener infecciones de orina— que le pidieras al médico que te examine para comprobar que la causa de la infección no es un prolapso de vejiga (cistocele). También podría realizarte un escáner de vejiga para ver si vacías la vejiga de la forma adecuada.

A veces, el cistocele provoca que quede una pequeña cantidad de orina estancada en el prolapso y esto puede provocar una infección. Si no estás vaciando la vejiga totalmente, esto puede convertirse en un círculo vicioso. Por tanto, es importante que no lleves años pasando de un antibiótico a otro cuando lo único necesario sería tratar el prolapso para hacer desaparecer la infección. Es por ello por lo que siempre debes procurar vaciar la vejiga por completo mientras sufres el prolapso con la técnica de doble vaciado (ver páginas 42-43).

Grados del prolapso
Normalmente el prolapso se evalúa mediante una herramienta conocida como POP-Q (sistema de cuantificación del prolapso de los órganos pélvicos). Esta es la escala que tu médico o ginecólogo debería utilizar.

Grado 1
En este estadio, quizá ni te hayas dado cuenta de que tienes un prolapso. Es posible que después de una citología u otra revi-

sión ginecológica te detecten que tienes un ligero prolapso y te pregunten si sientes debilidad en el suelo pélvico. Si esto te ha ocurrido, tómatelo como un toque de alerta y empieza a realizar la rehabilitación del suelo pélvico lo antes posible. A lo largo de los años he conocido a muchas mujeres que han pasado largos periodos de la vida con esta bomba de relojería encima esperando a que estallara. Entonces, de repente, algo sucede —un ataque de tos, la menopausia o levantar en brazos a un bebé rollizo— y lo que era un ligero prolapso se convierte en algo mucho peor. Tener un poco de debilidad en el suelo pélvico sin ser consciente de ello es totalmente normal, así que, por favor, empieza hoy mismo tus ejercicios de suelo pélvico antes de que sea demasiado tarde.

Grado 2
En este estadio, la vejiga o el recto han caído lo suficiente para encontrarse en la abertura de la vagina. En este momento ya estarás experimentando algunos o todos los síntomas del prolapso que he detallado más arriba.

Grado 3
Los órganos de la pelvis empiezan a sobresalir por la abertura vaginal. Puede resultar verdaderamente incómodo o doloroso.

Grado 4
Es la forma más severa de prolapso, y se da cuando toda la vejiga o el útero salen por la vagina. Por suerte, también es el menos común, puesto que las mujeres buscan ayuda antes de llegar a este punto. De todas formas, el prolapso es un problema poco divulgado, así que es importante buscar ayuda en cuanto sea posible para que no empeore.

Las principales causas de prolapso

Parto

El parto es la principal causa de prolapso. Un prolapso puede ocurrir justo después del parto sea como sea que este haya transcurrido, aunque es más probable que se dé después de un parto largo o difícil, o si ha necesitado algún tipo de ayuda con fórceps o ventosa. Tener un bebé grande o tener muchos bebés puede incrementar el riesgo de sufrir prolapso.

Una de mis pacientes había vuelto al trabajo después de un parto muy traumático de su primer hijo. Tuvo un desgarro de segundo grado y un cistocele de grado 2-3 (ver página 79). Trabajó a conciencia en su rehabilitación del suelo pélvico, utilizando la estimulación pélvica y la aplicación Squeezy. Ahora está mucho mejor, siente que el prolapso es mucho más manejable y, puesto que quiere seguir aumentando la familia, piensa tener otro hijo dentro de un par de años. Así que, de momento, va a continuar de este modo y ha decidido que revisará los pasos que hay que seguir cuando ya haya completado su familia. ¡Resulta interesante saber que ahora que ha regresado a su trabajo sedentario se siente mucho mejor, ya que no tiene que pasarse el día con un pesado bebé en brazos!

También es posible sufrir un prolapso después de someterse a una cesárea, ya que estar embarazada llevando un bebé en el vientre durante nueve meses provoca estrés en el suelo pélvico, así que es realmente importante prestar atención al suelo pélvico, aunque no hayas tenido un parto difícil.

Existen estudios que sugieren que la edad es un factor relevante y que tener el primer hijo con más de treinta y cinco años puede ser un factor de riesgo. Así que, si empiezas a aumentar la familia a partir de los treinta años o más, es incluso más importante que te asegures de tener un suelo pélvico fuerte antes de quedarte embarazada.

Estreñimiento
A todos mis pacientes les pregunto si sufren estreñimiento, y por lo menos el cincuenta por ciento responden afirmativamente o afirmativamente «a veces». Este «a veces» es importante; incluso un estreñimiento ocasional es suficiente para hacer que un prolapso de grado 1 pase a ser de grado 3. Así que, por favor, consulta el capítulo 9 para pasar a la acción con este tema.

Histerectomía
Puede resultar extraño pensar que una histerectomía pueda producir un prolapso, pero puede hacerlo. Después de la extirpación del útero existe un riesgo de entre el diez y el quince por ciento de sufrir un prolapso de la cúpula vaginal. Así que, si te has sometido a una histerectomía y no has realizado una rehabilitación del suelo pélvico posoperatoria, te suplico que empieces hoy mismo.

Menopausia
Al llegar a la menopausia, los niveles de estrógenos bajan y el tejido vaginal pierde elasticidad. Todo se vuelve más frágil y, definitivamente, es más fácil que se dé un prolapso. Los órganos del suelo pélvico (vejiga, intestinos y útero) que hasta el momento estaban en su sitio pueden caer y provocar un prolapso. Consulta el capítulo 7 para más información sobre los temas de suelo pélvico durante la menopausia.

Levantar peso
Siempre me sorprende saber las cosas que hacen mis pacientes. Una de mis pacientes por prolapso trabajaba como ayudante de un

abogado. Estábamos hablando sobre su estilo de vida para decidir cuál debía ser el tratamiento más adecuado para su recuperación y yo había dado por entendido que ella tenía un trabajo bastante sedentario. Pero ¡no era así en absoluto! Su jefe era un abogado que tenía una cantidad ingente de archivos, y ella los trasladaba constantemente de la oficina al juzgado. ¡Pobre suelo pélvico! Cuando tomó conciencia del daño que se estaba haciendo al cargar todo ese peso, ordenó que le llevaran un carrito para transportar los archivos. También consiguió que uno de los empleados más jóvenes la ayudara los días de juicio. Fue una solución sencilla pero muy eficiente. En este caso no hubiera tenido sentido que ella se hubiera puesto a trabajar con los ejercicios de suelo pélvico si tenía que estar cargando todos esos pesos en la oficina cada día.

Sobrepeso
Para las mujeres de entre sesenta y cinco y setenta y cinco años, ganar peso es un gran problema de salud. Esto es comprensible si pensamos que la obesidad es uno de los desórdenes de nutrición más habituales a nivel global y que su incidencia aumenta cada día. La incidencia de la obesidad en el mundo se ha duplicado desde 1980. En 2008 había mil quinientos millones de adultos de más de veinte años con sobrepeso según el índice de masa corporal, y los estudios indican que el sobrepeso es más común en las mujeres.[*]

Una de mis pacientes tiene algo más de veinte años, bastante sobrepeso y sufre un prolapso de grado 2. Se sentía avergonzada a causa de su peso y sabía que las cosas no iban bien, pero toda-

---

[*] Davis, S. R., Castelo-Branco, C., Chedraui, P., Lumsden, M. A., Nappi, R. E., Shah, D. Y Villaseca, P., grupo de escritores de la Society for World Menopause Day 2012: «Understanding weight gain at menopause», en *Climacteric*, octubre de 2012, 15(5), pp. 419-429.

vía no era capaz de enfrentarse a la situación. Fue a hacerse una revisión ginecológica y le dijeron que el prolapso había empeorado mucho desde el año anterior y que era imprescindible que hiciera algo al respecto antes de que la única opción que le quedara fuera la cirugía. Todavía tardó tres meses en concertar una cita conmigo, pero ahora está totalmente implicada en la pérdida de peso y en la rehabilitación de su suelo pélvico.

Tengo la sensación de que me paso la vida diciéndoles a mis pacientes que pierdan peso y me doy cuenta de que, en general, este tema a menudo es tabú. Pero es importante mantener un peso saludable durante toda la vida, así que no es buena idea comprarse ropa holgada para tapar un aumento de peso. A veces es necesario verse en una foto poco favorecedora de una boda o de unas vacaciones para que el aumento de peso se haga evidente. En lugar de guardar la foto, es bueno colgarla en la nevera o en cualquier lugar que pueda motivarte para que hagas un cambio de inmediato.

Ataques de tos excesivos.
Podrían ser a causa del asma o del tabaco. Si se trata de asma, no se puede hacer gran cosa, aparte de procurar manejarlo tan bien como sea posible. Por otro lado, con el tabaco sí se puede hacer algo. Existe una enorme cantidad de información y de apoyo para dejar de fumar, así que te animo a que te pongas de inmediato manos a la obra, tu salud te lo agradecerá. Si necesitas ayuda, un buen modo de empezar es buscándola en línea, más concretamente en organizaciones como QUIT y ASH.

Fibromas
Los fibromas son tumores benignos que aparecen en el interior y el exterior del útero, y son muy frecuentes. Pueden variar en

tamaño y muchas veces no se es consciente de ellos a no ser que provoquen algún problema, por ejemplo, menstruaciones dolorosas, sangrado entre los periodos de menstruación, necesidad de orinar con mucha frecuencia, dolor en la parte baja de la espalda y, en algunas ocasiones, dolor durante la práctica del sexo. A veces se detectan durante una revisión ginecológica. Si son muy grandes (pueden llegar a tener el tamaño de un pomelo), pueden llegar a provocar un prolapso a causa del peso.

Edad
No se puede hacer nada con la edad, aparte de cuidarnos tanto como podamos. La esperanza de vida está aumentando, así que ahora vivimos más tiempo y estamos mucho más activos. El riesgo de sufrir prolapso vaginal aumenta a medida que envejecemos, pero si cuidamos nuestro cuerpo, podemos disfrutar de una vejez feliz y saludable. Incluso aunque tengas ochenta años, es importante tener el suelo pélvico fuerte. Es posible que vivas más tiempo que tu abuela, así que empieza de inmediato.

Número de hijos
Parece que el riesgo de prolapso aumenta cuantos más hijos tengas. Desde luego, no es el único factor, pero sí hace que sea más importante incorporar los ejercicios de suelo pélvico en tu rutina cotidiana.

Un elemento hereditario
Existen algunos estudios que sugieren que el prolapso puede ser hereditario y, a lo largo de mi carrera, he tratado a tres generaciones de la misma familia. Así que, si tu madre sufrió un prolapso, es especialmente importante que inicies la rehabilitación del suelo pélvico sea cual sea tu edad. Pero, por supuesto, no to-

dos los prolapsos son hereditarios, así que, si tu madre no lo sufrió, no creas que eres inmune.

Hipermovilidad
El síndrome de Ehlers-Danlos o el síndrome Marfans son unas formas raras de hipermovilidad. La hipermovilidad consiste en tener unas articulaciones más flexibles de lo normal, así que si sufres alguna de estas complicaciones, tienes un mayor riesgo de sufrir incontinencia urinaria o prolapso de los órganos pélvicos. También se cree que el prolapso es más frecuente en las mujeres con hipermovilidad.*

Como ves, varias de las causas del prolapso no tienen nada que ver con haber tenido hijos. Así que, por favor, si sufres alguno de estos problemas —como estreñimiento, sobrepeso o hipermovilidad—, necesitas tener un cuidado especial con el suelo pélvico.

Tratamiento del prolapso
El prolapso se puede tratar de varias maneras y muchas de ellas deben seguirse al mismo tiempo.

Rehabilitación del suelo pélvico
La primera línea de tratamiento del prolapso de los órganos del suelo pélvico debe ser la rehabilitación del suelo pélvico. Así que, si no sabes si tienes un prolapso, consulta el capítulo 2 para encontrar el tratamiento más importante. Si tienes un prolapso, es

---

* Mastoroudes, H., Giarenis, I., Cardozo, L., Srikrishna, S., Vella, M., Robinson, D., Kazkar, H. y Grahame, R.: «Prolapse and sexual function in women with benign joint hypermobility syndrome», en *An International Journal of Obstetrics and Gynaecology*, enero de 2013, 120(2), pp. 187-192.

posible que también sufras una incontinencia por esfuerzo o de urgencia ocasionales, y la rehabilitación del suelo pélvico hará que tus síntomas disminuyan.

Los pesarios vaginales se describen en detalle en el capítulo 2. Pueden resultar muy útiles para empoderar y ayudar a las mujeres que sufren prolapso vaginal, aunque pueden utilizarse en cualquier momento de la vida. Se pueden utilizar durante cortos periodos de tiempo o durante tanto tiempo como se quiera, y son fáciles de poner y de quitar, así que se pueden llevar mientras se practica deporte o cuando se asiste a eventos importantes.

Estilo de vida
Además de incluir los ejercicios de suelo pélvico en la rutina cotidiana, existen otros cambios de estilo que puedes hacer. Asegurarte de no sufrir estreñimiento llevando una dieta saludable con muchas verduras y frutas, mantener un peso saludable, no levantar pesos y, si fumas, dejar el tabaco.

Si hace poco que has tenido un hijo, por favor, no te presiones para recuperar tu silueta anterior al embarazo. Ignora las delgadas celebridades en bikini que aparecen en las revistas después de haber dado a luz a su tercer hijo. He atendido a muchas pacientes posnatales que se han apresurado a volver a correr —muchas veces cuando todavía están dando el pecho con bajos niveles de estrógeno— y que han empezado a sentir pesadez vaginal. Por favor, deja el chándal durante un tiempo y evita las actividades de alto impacto hasta que te hayas recuperado suficientemente del parto.

Cirugía y reparación del suelo pélvico
Si al final decides elegir esta opción, es importante que hayas probado otras opciones antes, en especial la rehabilitación del

suelo pélvico. Si lo haces así, habrás reforzado la musculatura del suelo pélvico y te será más fácil la recuperación. Lo que es indudable es que, aunque la cirugía pueda corregir tu prolapso, no conseguirá fortalecer tu musculatura. La mayoría de los ginecólogos o de los profesionales de la salud femenina te recomendarán que pruebes con la rehabilitación del suelo pélvico y otros tratamientos (ver más arriba) antes de ofrecerte la cirugía como solución, aunque solo sea para que adquieras buenos hábitos.

En general, es raro que se practique una cirugía hasta que la paciente esté segura de que no va a tener más hijos, porque los embarazos posteriores pueden provocar otro prolapso y eso sería retroceder a la casilla número uno. Por otro lado, la cirugía quizá no sea una buena idea si tienes otros problemas de salud graves. Recuerda que, aunque un prolapso no es algo agradable, no es una complicación que ponga en peligro tu vida, así que si hay otras formas más conservadoras de manejarlo es mejor explorarlas en primer lugar.

La cirugía se practica con laparoscopia o con intervención directa en la vagina y con anestesia general. El objetivo es corregir el prolapso y asegurarse de que la vejiga y los intestinos podrán funcionar con normalidad. Normalmente se necesita un ingreso de, por lo menos, una o dos noches en el hospital y un periodo de recuperación posoperatorio. Se aconseja no conducir ni levantar peso durante unas cuantas semanas, y habitualmente se tarda unas seis semanas en retomar las actividades normales como el ejercicio y el sexo. Está claro que llevar a cabo una cirugía de este tipo requiere una reflexión en caso de que necesites regresar al trabajo en un margen corto de tiempo o tengas hijos pequeños, y no tiene sentido someterse a ella si no te permites, luego, el tiempo necesario de recuperación.

Como he dicho antes, la cirugía te corregirá el prolapso, pero no te fortalecerá la musculatura del suelo pélvico, así que sigue un buen programa de ejercicios de suelo pélvico, por favor. También debes recordar que después de la cirugía siempre existe una pequeña posibilidad de que empieces a tener cierta incontinencia por esfuerzo, aunque antes no la sufrieras, por lo que podrías estar cambiando un problema por otro. Si piensas someterte a una cirugía, podrías probar de llevar un pesario. Llevar un pesario hace que la anatomía recupere su forma normal y quizá te pueda informar de si vas a cambiar un problema por otro.

Deberías hablar de todas estas cosas con tu médico antes de someterte a la operación y, así, decidir cuál es la mejor cirugía para ti.

Tuve una paciente que decidió someterse a una cirugía para reparar su prolapso. Tenía cinco hijos, por lo que su suelo pélvico había sufrido bastante. Me contó que cuando llegó el momento de someterse a la cirugía se puso muy nerviosa —a pesar de que había hecho una gran rehabilitación del suelo pélvico conmigo antes de la operación— y, tal como dijo, «se trataba de un lugar demasiado íntimo». La buena noticia es que ahora está muy contenta con el resultado de la operación y vuelve a ser ella misma. Tiene una buena vida sexual, no sufre ningún problema urinario y está muy contenta de sentir mucho mejor la zona de la vagina y del perineo. Tal como ella misma dijo: «Casi igual que como estaba antes de tener a los niños». ¡Me ha prometido que continuará haciendo los ejercicios de suelo pélvico cada día!

6

Embarazo, parto y suelo pélvico

En el mundo nacen unos 353.000 niños cada día, lo que implica que nacen unos 250 niños cada minuto. Esto significa que hay muchos suelos pélvicos que necesitan rehabilitación. En este capítulo explicaré las cosas que afectan al suelo pélvico durante el embarazo, el nacimiento y, también, durante el periodo postnatal (ese periodo en que el cerebro parece haberse derretido y ya no estás segura de lo que es arriba y abajo, que es cuando aparecen la mayoría de los problemas). Así que mi consejo es que te prepares antes y durante el embarazo; será mucho más fácil recuperar la musculatura del suelo pélvico si has dedicado un tiempo a comprender cómo funciona antes de dar a luz o —mejor aún— antes, incluso, de quedarte embarazada.

El Royal College of Midwives afirma que una tercera parte de las mujeres que han sido o están a punto de ser madres no practican ejercicios de suelo pélvico a pesar de los evidentes beneficios que estos reportan. Según una encuesta en línea realizada a mil mujeres en el Reino Unido, el 29,2 por ciento de mujeres que han tenido o están esperando un hijo nunca han practicado los ejercicios. Aunque resulta esperanzador que el otro setenta por ciento los haya practicado, por lo menos, un poco, resulta preocupante que casi una tercera parte de las mujeres no lo haya hecho.

Un país que es decididamente más proactivo en intentar abordar este problema es Francia, donde es habitual la realización de ejercicios de rehabilitación del suelo pélvico en el periodo posnatal. A lo largo de los años he tenido muchas pacientes francesas. Normalmente vienen con una recomendación de su médico, con una prescripción de diez sesiones de estimulación eléctrica, ejercicios de suelo pélvico y entrenamiento con biorretroalimentación. Siempre me alegra darme cuenta de que su motivación es recuperar la buena forma de sus cuerpos después del parto: no solo la figura anterior al parto, sino también su suelo pélvico.

Debería ser así para todas nosotras, pero por algún motivo no lo es. Imagínate lo que sería disfrutar de una mejor vida sexual, no sufrir de incontinencia por esfuerzo, no humedecer las braguitas y sentirte mucho mejor en general contigo misma. Sería maravilloso para tu autoestima, tu salud futura y tu vida en general.

Tener un hijo es uno de los momentos más especiales e increíbles de tu vida. Es un proceso natural, no es una enfermedad. A pesar de ello, tu cuerpo se somete a un enorme trastorno. No dudo de que muchas mujeres asisten a clases preparto, así que los ejercicios de suelo pélvico seguro que aparecen en algún momento del proceso. Esperar un hijo es entrar en un mundo nuevo y es muy importante que tu suelo pélvico no se quede al final de la lista de cosas que deberás cuidar.

A lo largo de la historia, los partos han sido asistidos por mujeres: las parteras son, probablemente, las profesionales femeninas más antiguas que existen. El papel de partera consiste en ayudar a la mujer durante todo el proceso de dar a luz y es increíblemente importante. Hasta hace unos cien años, todas las mujeres daban a luz en su casa y eran asistidas por una partera o comadrona. No fue hasta que apareció la medicina moderna que las mujeres empezaron a tener a sus hijos en el hospital. Es maravilloso que ahora las mujeres puedan elegir si quieren dar a luz en un hospital con una partera o con un obstetra, o hacerlo en su casa en una bañera y tener la posibilidad de someterse a una cesárea si es necesario. Sea como sea que nazca tu hijo, deberás cuidar tu suelo pélvico.

Tanto el embarazo, como el parto y el periodo postnatal tienen un efecto en el suelo pélvico. Si lo cuidas tanto como puedas, siempre te alegrarás de haberlo hecho.

Embarazo y suelo pélvico

Descubrir que estás embarazada es muy emocionante, y posiblemente lo último que tengas en la cabeza sea tu suelo pélvico o tu vejiga. ¿Por qué es así? Para casi todas vosotras, el suelo pélvico y la vejiga ha tenido un funcionamiento totalmente normal hasta este momento. Seguramente solo habrás perdido unas gotitas alguna vez que te hayas reído con ganas, o quizás hayas tenido cierta incontinencia de adolescente, alguna pequeña mancha en las braguitas, o recuerdes haber tenido que correr al lavabo de vez en cuando. Pero bueno, eso es normal, ¿no? Y si solamente te ha pasado una vez o de vez en cuando, ¿por qué preocuparse?

Sabemos que solo habrás tenido alguna pequeña pérdida antes de quedarte embarazada, o que pienses que eso solo les ocurre a las mujeres mayores que tú. Pero durante el embarazo —y en especial en el segundo o tercer trimestre—, quizás empieces a sufrir incontinencia por esfuerzo. Para algunas de vosotras el problema desaparecerá en cuanto nazca el bebé y quizá solo lo volváis a sufrir si os volvéis a quedar embarazadas o cuando lleguéis a la menopausia. Pero el hecho de que hayas tenido suerte y tu incontinencia urinaria haya desaparecido no significa que no debas realizar tu rehabilitación del suelo pélvico.*

El año pasado se analizaron unos treinta y ocho estudios llevados a cabo en diferentes países sobre 9.892 mujeres. Se llegó a la conclusión de que prescribir ejercicios de suelo pélvico en las primeras etapas del embarazo evitaba la aparición de incontinencia urinaria en las últimas etapas de este y después de dar a luz.** Así que está claro que debes empezar a hacer los ejercicios de suelo pélvico ahora mismo, aunque no notes los beneficios hasta más adelante o en un periodo más avanzado de tu vida.

Espero que después de leer esto, tendrás más herramientas, sabrás qué puedes esperar y podrás comprender y planificar qué hacer cuando haya nacido tu bebé. Durante el embarazo ocurren muchísimos cambios en el cuerpo; los cambios hormonales, un útero más grande y un aumento de peso general pueden provocar incontinencia ahora o más adelante.

Normalmente el embarazo dura unas cuarenta semanas o nueve meses, y tiene tres etapas conocidas como trimestres.

---

* Morkved, S., Bo, K., Schei, B. y Salvesen, K. A. «Pelvic floor muscle training during pregnancy to prevent urinary incontinence: a single-blind randomized controlled trial», en *Obstetrics and Gynecology*, febrero de 2003, 101(2) pp. 313-319.

** Woodley, S. J., Boyle, R., Cody, J. D., Morkved, S. y Hay-Smith, E. J. C.: «Pelvic floor muscle training for prevention and treatment of urinary and faecal incontinence in antenatal and postnatal women», en *Cochrane Database of Systematic Reviews*, diciembre de 2017.

El primer trimestre (de la semana 1 a la 12)
Quizá ya sepas que el mareo matutino es un síntoma muy común al principio del embarazo. Quizá sea la primera señal que te haya hecho pensar que estás embarazada. El reflejo de vómito puede provocar que humedezcas las braguitas, así que empezar los ejercicios de suelo pélvico el mismo día en que descubres que estás embarazada es una muy buena idea (si es que no los estabas realizando ya). Incluso en esta primera etapa puede ser que necesites orinar más a menudo.

Segundo trimestre (de la semana 13 a la 26)
Con un poco de suerte, los primeros síntomas del embarazo (extremo cansancio y mareos por la mañana) quizás empiecen a desaparecer y te encuentres mejor. Seguramente tendrás un poco más de energía y empezarás a hacer un poco de ejercicio. A pesar de todo, también en este momento podrías empezar a sufrir estreñimiento. Así que, por favor, presta atención y asegúrate de que manejas la situación de manera correcta (ver capítulo 9).

El tercer trimestre (de la semana 27
hasta el nacimiento del bebé)
En esta etapa, el aumento de peso puede hacer que cada vez sientas mayor cansancio, así que es muy importante que escuches tu cuerpo y descanses. A pesar de todo, es bueno que continúes haciendo un ejercicio suave como caminar o nadar; si tienes que ir a correr, hazlo con suavidad, escucha tu cuerpo y asegúrate de estar hidratada. Es el momento en que tu bebé crece y se prepara para nacer. Puesto que el bebé añade un peso extra sobre la vejiga, quizá sufras alguna pequeña pérdida de orina.

Trabajo y embarazo
Es frecuente que las mujeres sigan trabajando hasta que están a punto de dar a luz. Si esa es tu situación, procura descansar un breve periodo de tiempo a mitad del día para aliviar la presión sobre el suelo pélvico. Cada vez hay una conciencia mayor en el ámbito del trabajo sobre las responsabilidades hacia las empleadas embarazadas, así que no tengas miedo de pedir lo que necesitas. Cuidarte ahora es lo mejor que puedes hacer, ya que pronto precisarás de todas tus fuerzas para el nuevo bebé.

El ejercicio durante el embarazo
Es seguro realizar casi todo tipo de ejercicio durante el embarazo. Es importante que te mantengas activa y en forma, puesto que te ayudará a llevar el embarazo y a recuperarte mejor después del parto. Pero debes tener más cuidado durante el último trimestre, ya que existe un mayor riesgo de sufrir incontinencia por esfuerzo, prolapso y diástasis de rectos abdominales (ver página 109). Los mejores deportes son la natación, la bicicleta estática y caminar a buen paso. En general, procura no hacer ejercicios que te dejen sin aliento, en especial en la última etapa del embarazo.

Nutrición y aumento de peso
Es evidente que aumentarás de peso durante el embarazo, pero procura no convertir el embarazo en la excusa para comer demasiado. Eso no sería bueno ni para ti ni para el bebé, te costaría perder peso después y podría empeorar la incontinencia por esfuerzo. La mayoría de las mujeres ganan entre diez y doce kilos durante el embarazo. No existen reglas estrictas, pero procura seguir los consejos que te dé la comadrona o el médico.

Estreñimiento

El estreñimiento es una de las principales aflicciones durante el embarazo, y afecta a muchas mujeres. Es posible que su causa sea el aumento de los niveles de progesterona en el cuerpo, que tienen el efecto de reducir la actividad de los intestinos.* Es importante que hablemos de esto aquí, puesto que un estreñimiento no tratado durante el embarazo puede provocar disfunción del suelo pélvico y angustia. Por favor, no te esfuerces en el retrete pensando que todo va bien. No va bien, y debes resolverlo pronto, así que habla con la comadrona o el médico para solucionarlo. ¡Esforzarte por evacuar es como si tuvieras un pequeño parto cada día, así que imagina lo que le pasa a tu pobre suelo pélvico!

Dolor en la cintura pélvica

El dolor en la cintura pélvica o en la sínfisis del pubis puede aparecer en ciertos casos durante el embarazo. Produce una gran incomodidad y puede ser más o menos severo. Puede ser que te duela al subir las escaleras, al darte la vuelta en la cama o al caminar. Si te está sucediendo esto, deberás consultar a un fisioterapeuta en cuanto puedas para minimizar el dolor y manejar el problema de la mejor forma posible. ¡Los ejercicios de suelo pélvico pueden ser útiles, así que espero que ya los estés haciendo!

El parto y el suelo pélvico

En esta sección hablaremos del parto —del parto vaginal normal, del parto vaginal con ayuda médica (parto vaginal instrumentado) y de la cesárea— y de cómo este afecta los músculos del suelo pélvico.

---

* Jewell, D. J. y Young, G.: «Interventions for treating constipation in pregnancy», en *Cochrane Database of Systematic Reviews*, 2001.

El parto vaginal normal
Sabemos que la vagina está diseñada para dar a luz y que eso sucede cada día en todo el mundo. A pesar de ello, es común sufrir daños en los músculos del suelo pélvico y en el perineo (la zona que se encuentra entre la vagina y el ano) al dar a luz. El daño puede producirse en forma de desgarro, por una episiotomía (un corte quirúrgico en la abertura de la vagina) o por una elongación general de la musculatura. Es imposible predecir qué sucederá en un parto, puesto que se dan factores variables. ¿Te pusieron una epidural? ¿Cuánto pesó tu bebé? ¿Es el primero, el segundo, el tercero? ¿Tienes más de cuarenta y cinco años?

El trauma perineal afecta aproximadamente al ochenta por ciento de las mujeres que tienen un parto vaginal en el Reino Unido cada año y a millones de mujeres en todo el mundo.* Los motivos más comunes de trauma son un peso de más de cuatro kilos del bebé, un largo periodo de parto de más de una hora, un parto vaginal instrumentado (ver a continuación) y un bebé con presentación occipito posterior (cuando la cara del bebé está mirando hacia el vientre en lugar de hacia la espalda). Muchas mujeres necesitarán unos cuantos puntos después de un parto vaginal.

Ventosa (parto asistido con ventosa) o parto con fórceps
Quizá necesites un parto con fórceps o ventosa si la comadrona o el médico están preocupados por la salud de tu bebé, si el parto no progresa como debería o si te está costando ejercer la presión necesaria. Esta situación se da entre un diez y un doce por

---

* Bick, D. E., Kettle, C., Macdonald S., Thomas, P. W., Hills, R. K. e Ismail, K. M.: «Perineal assessment and repair longitudinal study (PEARLS): protocol for a matched pair cluster trial», en *BMC Pregnancy and Childbirth*, 25 de febrero de 2010.

ciento de los partos vaginales en el Reino Unido. Es muy posible que, después de un parto con fórceps o con ventosa, el trauma perineal sea mayor que con un parto no instrumentado. Por tanto, en este caso es incluso más importante empezar un programa intensivo de rehabilitación del suelo pélvico después de que nazca el bebé.

Ventosa
El parto con ventosa consiste en colocar una copa de metal o de plástico duro o blando en la cabeza del bebé, y luego se aplica la succión necesaria. Con cada contracción te pedirán que aprietes mientras la comadrona o el médico tiran. Esta operación se repite unas cuantas veces hasta que nace el bebé.

Fórceps
El fórceps se parece a unas pinzas curvadas o a unas cucharas que se colocan alrededor de la cabeza del bebé. Son dos piezas separadas que se colocan suavemente a ambos lados de la cabeza del bebé, en el interior de la vagina. Igual que con la extracción con ventosa, a cada contracción tendrás que apretar mientras tu comadrona o tu médico tiran suavemente del bebé. También puede ser necesario repetir el proceso unas cuantas veces.

En este punto, quiero compartir aquí un *e-mail* que el esposo de una de mis pacientes envió a sus compañeros de trabajo después del nacimiento con fórceps de su hijo:

> Mi esposa fue una completa estrella del rock en el parto. Las mujeres tienen una fuerza exponencialmente mayor que los hombres. Dar a luz a otro ser humano es un argumento irrefutable de ello, y los hombres somos muy afortunados de ocupar el mismo planeta que las mujeres.

Desgarros vaginales

Los desgarros vaginales son habituales en un parto vaginal. Un desgarro se produce cuando el bebé, al nacer, abre la vagina hasta el punto en que la piel se desgarra. La comadrona o el médico harán todo lo posible para evitar que sufras un desgarro. La idea es que el bebé saque la cabeza lentamente y con suavidad. Si el parto se produce de este modo, los músculos del perineo tienen tiempo de estirarse y, con suerte, no se producirá un desgarro.

Existen pruebas de que realizar masaje perineal durante las últimas semanas de embarazo (a partir de la semana treinta y cuatro) puede evitar un desgarro durante el parto. Esto resulta especialmente beneficioso para el parto del primer hijo. Existen varias maneras de realizarlo. Una de ellas consiste en hacerlo tumbada en la cama, y mejor después de un baño o una ducha, cuando las venas están dilatadas y tú estás relajada. Si lo deseas, tu esposo o compañero puede ayudarte. Necesitarás un poco de aceite perfumado, preferentemente orgánico, o si lo prefieres puedes utilizar también un gel lubricante sin perfume que encontrarás en las farmacias. Deposita un poco en los dedos y empieza a masajear el perineo (la zona que se encuentra entre la vagina y el ano). Después, puedes introducir uno o dos dedos en la vagina para ejercer un poco de presión en dirección al ano mientras mueves los dedos de un lado a otro con un movimiento de u. Hazlo durante unos cuantos minutos tantas veces como quieras, cada día o cada dos días.*

Los desgarros vaginales tienen varios grados de severidad:

---

* «Antenatal perineal massage for reducing perineal trauma»; Beckmann, M. M. y Stock, O. M. Cochrane Database of Systematic Reviews, abril de 2013.

- Un desgarro de primer grado afectará la piel y el perineo y/o los labios vaginales, y normalmente requiere una pequeña intervención.
- Un desgarro de segundo grado provoca un daño al perineo y a los músculos del perineo, pero no al esfínter anal. Este tipo de desgarro requiere aplicar unos puntos.
- Un desgarro de tercer grado es el desgarro de la piel y de los músculos del perineo y, además, del esfínter anal.
- Un desgarro de cuarto grado ocurre cuando este se extiende hasta el ano o el recto.

Episiotomía

La episiotomía es un corte que el médico o la comadrona realizan en el perineo, entre la vagina y el ano, y normalmente se hace cuando es urgente que el bebé salga rápidamente o si no se utilizan los fórceps o la ventosa. También se realiza cuando existe un alto riesgo de sufrir un desgarro vaginal severo. La episiotomía deberá coserse después.

Cesárea

Una cesárea es mucho menos traumática para el suelo pélvico que un parto vaginal. Pero el proceso de embarazo y el peso del bebé habrán hecho su trabajo sea cual sea la forma de dar a luz. Los embarazos múltiples, además, significarán una mayor presión para tu suelo pélvico. ¡Así que no creas que si te han realizado una cesárea no necesitas hacer los ejercicios!

A veces, las mujeres que han tenido un primer parto verdaderamente traumático me preguntan si deberían considerar la posibilidad de hacerse una cesárea para el próximo parto. Esta es una pregunta muy difícil de responder, y depende enormemente de cada persona. En general, si el segundo parto es un parto vaginal normal, esto no aumentará los problemas provocados por el primer parto. Pero si tienes varios hijos, tu suelo pélvico sufrirá más. La cesárea no es necesariamente la respuesta. Simplemente deberás trabajar más para recuperar la fuerza del suelo pélvico. Pero en el caso de que sufras urgencia fecal, pérdida fecal o no puedas controlar los gases, yo recomendaría siempre una cesárea en los partos posteriores, puesto que, si estos problemas empeoraran, resultarían muy difíciles de corregir con ejercicios o con cirugía.

El periodo posnatal

Es sorprendente que se preste tan poca atención a la recuperación del suelo pélvico (a no ser que vivas en Francia o que hayas sufrido un desgarro de tercer o cuarto grado). ¿Por qué es así? Me conmueve pensar en la cantidad de veces que he oído a las mujeres decir: «Creo que me dieron un folleto, pero hace mucho tiempo» o «Me siento muy mal, sé que debería haber hecho los ejercicios de suelo pélvico en la parada del autobús».

Ha pasado mucho tiempo desde la época en que mi madre nos criaba a mi hermano y a mí. Cada día (y lo sigue haciendo ahora a los ochenta y dos años) se tumba en el sofá con las piernas elevadas después de comer para echar una cabezada de media hora. Aunque esta no sea una opción realista para ti, es importante que te trates bien y te permitas tiempo para descansar después de haber tenido un hijo, pues esto tendrá enormes beneficios a largo plazo. Me he encontrado con muchas pacientes que se sorprenden al ver que sufren un prolapso posnatal; son pacientes que han empezado a correr seis semanas después de dar a luz y, de repente, notan una sensación pesada en la vagina. Como sucede con todo, es necesario mantener un equilibrio: es importante mantenerse en forma, pero hay que ir con mucho cuidado de no dañar el suelo pélvico. El hecho de que no puedas verlo no significa que no necesite que le prestes atención.

Problemas con los músculos abdominales (diástasis de rectos abdominales)

¿Sigue pareciendo que estás embarazada semanas (o meses) después de haber dado a luz? Quizá no se trate solamente de ese sobrepeso del cual te quieres deshacer desesperadamente: podría ser debido a la separación que sufren los músculos abdominales durante el parto.

Durante el embarazo, y a causa del cambio hormonal, es muy común que los músculos se separen a medida que el feto crece en tu interior. Esto es más habitual hacia el final del embarazo, pues es cuando el útero y el niño se hacen más grandes. En general, esa separación remitirá durante los meses siguientes al parto, pero en algunos casos los músculos no recuperan la posición normal tan pronto como deberían hacerlo.

En todas las consultas que realizo a mujeres en periodo posnatal siempre compruebo si los músculos todavía están separados. Pero eso es relativamente sencillo de hacer, y todas las mujeres que estéis leyendo esto y acabéis de tener un hijo deberíais hacerlo. Si crees que tienes una separación de estos músculos, es importante que busques atención profesional en un fisioterapeuta especializado en salud femenina.

Cómo comprobarlo

Túmbate de espaldas con las rodillas dobladas y los pies planos sobre el suelo. Coloca la palma de la mano sobre el estómago, cerca del ombligo, y curva los dedos ligeramente de manera que la punta de los dedos quede apoyada sobre la barriga. Ahora levanta lentamente la cabeza como si quisieras apoyar la barbilla en el pecho. Este movimiento provoca que el músculo recto abdominal se contraiga.

Si al hacer este movimiento notas una abertura y ves que puedes colocar la punta de los dedos entre los músculos, sufres diástasis. Si la abertura es tan ancha como tus dedos, sufres una diástasis severa y quizá necesites cirugía. Siempre deberás recordar que una cirugía no mejorará el tono muscular, tanto si se trata del recto abdominal como del suelo pélvico, así que deberás trabajar para recuperar la función muscular.

Mientras buscas ayuda, es una buena idea evitar lo siguiente:

- *Crunches* abdominales y *sit-ups*.
- Levantarte de la cama hacia delante con la espalda recta. Es mejor que lo hagas de lado.
- Llevar al niño o al bebé en brazos apoyado en la cadera.
- Esforzarte con el estreñimiento o al toser, a no ser que lo hagas aguantando los músculos abdominales (esto se hace retrayendo el abdomen hacia dentro).

Es posible que te aconsejen que lleves una faja. Existen diversas líneas de opinión sobre si esto es útil o no. Personalmente creo que, si eso te hace sentir más cómoda porque te parece que tus músculos abdominales están más protegidos, es una buena idea. De todas formas, debes seguir cuidándote mucho, aunque la lleves puesta.

Recuerdo una mujer que me vino a ver a causa de la incontinencia por esfuerzo. Tenía tres hijos de entre dos y seis años. Me pidió que le mirara el estómago, pues se lo notaba diferente después de haber tenido a los niños. Desde luego, tenía una gran separación de los músculos y no se la habían tratado. Le aconsejé qué era lo que debía y no debía hacer (resultó que siempre llevaba a los niños pequeños en brazos y apoyados en la cadera). Luego la envié a un fisioterapeuta especializado en salud femenina para ver si podía solucionar el problema solamente con ejercicios. Por fin ahora ya está en camino de solucionarlo. Cuando vino a verme, esa mujer no tenía ni idea de qué era lo que le sucedía, solamente notaba que las cosas no eran como antes de tener a sus hijos. Había dado por sentado que se trataba de una de esas cosas que hay que aceptar como consecuencia de haber tenido hijos. Estoy segura de que hay muchas mujeres que han estado haciendo millones de *sit-ups* y de *crunches* de estómago para hacer desaparecer la barriga del embarazo sin saber que quizás estaban empeorando el problema.

Sexo en la etapa posnatal

Un estudio publicado en la revista *British Journal of Obstetrics and Gynaecology** estableció que el ochenta y tres por ciento de las mujeres sufrían problemas sexuales durante los tres primeros meses después de haber dado a luz, y que solamente el quince por ciento de ellas buscaban ayuda. El mismo estudio afirmaba que el ochenta y nueve por ciento de las mujeres habían retomado la actividad sexual después de seis meses. Así que, si estás sufriendo, por favor cuéntalo, pues es probable que te sientas mejor y que, además, exista una solución sencilla. No hay una única respuesta a la pregunta de cuándo deberías practicar sexo por primera vez después de haber dado a luz, aunque normalmente se aconseja que se espere entre cuatro y

---

* Barrett, G., Pendry, E., Peacock, J., Victor, C., Thaker, R. y Manyonda, I.: «Women's sexual health after childbirth», en *British Journal of Obstetrics and Gynaecology*, ferbrero de 2000, 107(2), pp. 186-195.

seis semanas o, por lo menos, hasta que el sangrado posparto haya desaparecido.

Hay parejas que practican el sexo al cabo de un par de semanas, y otras que no lo practican hasta muchos meses después. Te enfrentas a un mundo nuevo en el cual habrá noches en blanco, deberás dar el pecho y tendrás que ocuparte de un bebé, así que es posible que no te apetezca en absoluto practicar sexo. Pero también puede ser que te sientas más atractiva que antes. Es una cuestión muy personal.

Hace poco recibí en la consulta a una mujer que había estado dando el pecho a su bebé durante seis meses. Estaba muy preocupada porque casi no había practicado sexo con su esposo desde que el niño nació. Al examinarla, vi que tenía el suelo pélvico muy poco tonificado y que sufría sequedad vaginal a causa de la falta de estrógeno que provoca dar el pecho al bebé. Se puso a trabajar mucho con la rehabilitación del suelo pélvico y continuó viniendo a verme durante el proceso. A causa de la poca fuerza y la sequedad vaginal que sufría, el sexo era lo último en que pensaba. A pesar de ello, cuando los músculos del suelo pélvico se fortalecieron un poco (cosa que logró con estimulación eléctrica y con un Elvie), empezó a sentir que volvía a ser la misma persona de antes. Además, coincidió que en ese periodo también dejó de amamantar al bebé y tuvo una menstruación. Un día vino a verme llena de *joie de vivre*; había recuperado la vida sexual y volvía a sentir confianza en sí misma. Así que no te preocupes si sientes que el sexo no es fabuloso después de haber tenido un bebé. Haz los ejercicios, ten paciencia y las cosas se pondrán en su sitio de forma natural.

Es posible que el sexo sea igual que antes de tener al bebé, y es posible que no. A veces resulta doloroso. Quizá sufras un prolapso y te provoque dolor, en especial si el cérvix se encuentra un poco más abajo que antes o si te han dado puntos y todavía tienes la zona sensible.

Otra causa de que sientas dolor al practicar sexo podría ser que, después de dar a luz, tus niveles de estrógeno bajan y eso puede provocar sequedad vaginal: ¡y esto es lo último que necesitas cuando estás retomando tu vida sexual! Incluso aunque nunca lo hayas utilizado, compra gel vaginal, lubricante o aceite y úsalo la primera vez que practiques sexo.

Una advertencia por precaución: ¡si estás redescubriendo las alegrías del sexo, no te olvides de los anticonceptivos! He hecho unas cuantas pruebas de embarazo a mujeres que habían venido a verme diciéndome: «Me encontraba maravillosamente bien, mi suelo pélvico había recuperado la normalidad, pero, de repente, lo noto muy débil otra vez. ¿Qué crees que está pasando?». Evidentemente, lo siguiente es hacer una prueba de embarazo.

Por favor, empieza a hacer los ejercicios de suelo pélvico ahora si es que no has empezado ya. No formes parte de esa tercera parte de mujeres que no hacen ningún tipo de ejercicio. El suelo pélvico es una estructura increíble y es indudable que el parto puede producirle un gran daño. ¡Así que, ahora que ya sabes lo que puede sucederle al suelo pélvico durante el embarazo y el parto, dedica un tiempo a reunirte con todas tus amigas embarazadas o madres primerizas —incluso con las que todavía no han dado a luz al segundo hijo— y motivaos para apretar!

7

La menopausia y más allá de la menopausia

La menopausia, también conocida como «climaterio» entre la profesión médica (climaterio significa «periodo o evento crítico»), es algo que les sucede a todas las mujeres. ¡Aunque es una parte normal de la vida de una mujer, los síntomas que provoca pueden estar lejos de la normalidad y pueden hacerte sentir que vives en un mundo limitado por la incontinencia por esfuerzo, las distracciones, los sofocos y otras cosas que te harán sentir confusa e irritada!

Habitualmente la menopausia empieza alrededor de los cincuenta años, pero la edad puede variar mucho. En algunos casos relativamente raros, puede empezar antes o después de este periodo. Si ocurre antes, se conoce como menopausia prematura

Debido a que la esperanza de vida es cada vez mayor, las mujeres pasarán, más o menos, una tercera parte o la mitad de su vida en alguna fase de la menopausia (ver más adelante). Es muy importante que seamos capaces de vivir al máximo este momento de nuestra vida, sin sentirnos atascadas o derrotadas por los síntomas de la menopausia. Debemos comprender qué es lo que está pasando en nuestro cuerpo para poder manejar las consecuencias.

Se estima que en este preciso momento mil millones de mujeres en todo el mundo tienen la menopausia.* Se trata de una cantidad enorme, si se tiene en cuenta que la población mundial ronda los siete mil cuatrocientos millones de personas. Debemos cuidar mejor de las mujeres menopáusicas porque hay demasiadas que se sienten muy perdidas en este periodo de su vida. Según un estudio reciente de la British Menopause Society, la mitad de las mujeres que tienen la menopausia no han visitado a ningún médico, ya que muchas de ellas se sienten «muy avergonzadas».

La menopausia es un periodo de la vida en el cual el cuerpo empieza a producir menos estrógenos. La reserva de óvulos se agota y la menstruación empieza a ser irregular hasta que, al final, desaparece por completo. Algunas mujeres no tienen casi ningún síntoma de la menopausia y atraviesan este periodo de su vida casi sin darse cuenta de que está sucediendo algo, aparte, quizá, de la falta de menstruación. Pero seamos sinceras: después de cuarenta años de tampones, compresas y de dolores menstruales, muchas mujeres no pueden sentirse más felices al respecto. A pesar de ello, para muchas la menopausia es un periodo confuso, angustiante y difícil.

La menopausia se da en tres fases:

- Perimenopausia.
- Menopausia.
- Posmenopausia

---

* Hoga, L., Rodolpho, J., Goncalves, B. y Quirino, B.: «Women's experience of menopause: a systemic review of qualitative evidence», en *JBI Database System Review*, septiembre de 2015.

Perimenopausia
El estrógeno en el cuerpo no desaparece de un día para otro. Al igual que la reserva de ovarios, el estrógeno disminuye con el paso del tiempo. Esta fase se conoce como perimenopausia. Es un momento de la vida que genera un sinfín de dudas y preocupaciones. Muchas pacientes me dicen: «¿Eso es todo?», como si se acercara el fin del mundo. Lo que está claro es que la menopausia afecta de forma diferente a cada mujer. Creo firmemente que este puede ser un periodo ideal para abrazar la vida y disfrutar de cada minuto. Si tienes hijos, quizá ya hayan crecido o, por lo menos, sean menos dependientes. Es el momento de tener algo más de tiempo para ti, de divertirte un poco y de hacer todas esas cosas que durante años has ido aplazando. No olvides, sin embargo, que, aunque en perimenopausia la menstruación empieza a ser irregular, todavía puedes quedarte embarazada, así que continúa tomando precauciones.

Menopausia
Después de haber pasado aproximadamente un año sin la menstruación, posiblemente ya estés en la menopausia. Si llevas puesto un Mirena (DIU hormonal) o si tomas la píldora anticonceptiva, será más difícil de saber, puesto que no habrás tenido un ciclo de menstruación normal en todo el tiempo en que los hayas estado utilizando. Puedes hacerte una prueba para ver los niveles hormonales, pero esto no es realmente necesario a no ser que el médico lo considere así. No olvides que, después de todo, este es un proceso natural.

Los síntomas de la menopausia duran aproximadamente cuatro o cinco años y durante este periodo pueden ser intensos e ir disminuyendo con el tiempo.

Posmenopausia
En esta etapa, los síntomas de la menopausia disminuyen. Es el momento de cuidarte, puesto que pueden aparecer otros problemas como la osteoporosis o problemas relacionados con el corazón.

Problemas en el suelo pélvico y menopausia
¿Cuántas veces has visto a una mujer menopáusica saltar en una cama elástica? Muchas veces me dicen: «¡Nunca más saltaré en la cama elástica de mi nieta! Fue horrible darme cuenta de que me había mojado la ropa interior. ¡Socorro!». La cama elástica y la comba son las pruebas definitivas para la vejiga, así que, si todos los otros síntomas de vejiga han mejorado después de seguir mi programa de rehabilitación del suelo pélvico, quizá debas aceptar que los días de saltar en la cama elástica ya han pasado.

Hace años que digo que debería haber pedido una moneda para beneficencia a cada mujer que me ha dicho: «Bueno, tuve hijos durante la treintena y todo fue bien, aparte de alguna pequeña pérdida al toser. Es normal, ¿no? Pero ahora es mucho peor: ya no llego a tiempo al baño y tengo una sensación terriblemente pesada en la vagina, como si todo se desmoronara». Si lo hubiera hecho, hubiera recaudado un montón de dinero.

Incontinencia por esfuerzo
Quizás hayas sufrido cierta incontinencia por esfuerzo durante los últimos veinte años, aproximadamente, sin que fuera tan importante como para llevar compresa, así que seguramente no has hecho nada al respecto. Y, de repente, aparece la menopausia y todo empeora. La incontinencia por esfuerzo se describe con mayor detalle en el capítulo 3.

*Incontinencia de urgencia, urgencia
por orinar y frecuencia urinaria*
Los síntomas de la frecuencia urinaria y de la urgencia por orinar pueden ser más difíciles de manejar cuando los niveles de estrógenos empiezan a descender. Pero no te asustes: se pueden hacer cosas para mejorar la situación. Pero si tienes treinta años, toma nota: es mucho más fácil rehabilitar el suelo pélvico ahora que todavía tienes estrógeno.

Debido al descenso de los niveles de estrógeno, es posible que de repente empieces a tener que ir corriendo al baño. Quizás eso te suceda después de tomarte ese doble *macchiato* que ya sabías que no debías tomar; tal vez te ocurra al ver la puerta de tu casa después de un largo día de trabajo y que tengas que meter la llave en la cerradura dando saltitos. Te dices que es absurdo, que solo hace una hora que fuiste al baño, pero tu vejiga no quiere saber nada al respecto y, si no entras a tiempo, ocurrirá un desastre.

Por otro lado, llegar al terrorífico escenario de mojar la ropa interior ante la puerta de casa es, habitualmente, el momento en que muchas mujeres se dan cuenta de que deben hacer algo al respecto. Lo digo después de muchos años de experiencia. Y eso es algo bueno.

Prolapso
Si estás pasando la menopausia y no sufres prolapso o no sabes que lo sufres (hay pequeños prolapsos que no provocan síntomas), por favor, empieza la rehabilitación del suelo pélvico, puesto que puede impedir que sufras un prolapso en el futuro. Consulta el capítulo 5 para obtener más información sobre el prolapso de los órganos pélvicos.

Vaginitis atrófica y sequedad vaginal
La vaginitis atrófica ocurre cuando las paredes de la vagina empiezan a adelgazar y a perder parte de su elasticidad. Esta condición puede estar acompañada por sequedad vaginal, dolor al practicar el sexo, infecciones de orina y picores o irritaciones en la vulva. Todo esto es debido a que tu cuerpo tiene menos estrógeno.

Parece que las mujeres que no han tenido parto vaginal sufren estos síntomas en mayor medida. Esto es totalmente lógico, puesto que la vagina no se habrá abierto con el parto vaginal; la vagina es más pequeña y apretada, y esto puede dificultar la penetración durante la relación sexual. Por otro lado, haber tenido varios partos vaginales pueden provocar laxitud vaginal y unas relaciones poco satisfactorias durante años. Ambos problemas se pueden manejar de forma efectiva.

Todas las mujeres pueden sufrir atrofia vaginal y, a pesar de ello, muchas sienten vergüenza de que las cosas no estén bien «ahí abajo» y no acuden al médico. A menudo no saben a qué es debido; lo único que saben es que el sexo es muy doloroso y que, muchas veces, el dolor persiste durante días.

Una vez tuve una paciente muy agradable que disfrutaba de un matrimonio feliz y que siempre había tenido una buena vida sexual con su esposo. A pesar de ello, cuando vino a verme, ya hacía cinco años que la penetración le resultaba dolorosa, sin embargo no le había dicho nada a su pareja ni, por supuesto, al médico. No quería preocupar a su esposo y, cuanto más tiempo pasaba, mayor cuenta se daba de la preocupación que este tendría al enterarse de que ella había estado sufriendo en silencio. En cuanto a ir a ver al médico, simplemente era demasiado tímida. Al final se lo contó a su esposo y empezó a utilizar estrógeno vaginal, a hacer rehabilitación del suelo pélvico y una terapia de dilatación vaginal. Me alegra poder decir que ahora las cosas están mucho mejor.

Cistitis

La cistitis es una inflamación de la vejiga provocada, habitualmente, por una infección en el tracto urinario. La infección en el tracto urinario es la infección bacteriana más común en las mujeres en general y, en particular, en las mujeres durante la posmenopausia.*

Es posible que hayas sufrido infecciones de orina durante toda la vida o que las hayas empezado a sufrir al principio de tu vida sexual. Las infecciones de orina son más frecuentes en las mujeres porque tienen una uretra más corta (y las bacterias tienen que recorrer un trayecto menor) y ubicada más cerca del ano que los hombres. También pueden ser provocadas por un cistocele (prolapso de vejiga) o, quizá, por el adelgazamiento del tejido vaginal. Sea cual sea la causa, no es algo agradable ni especialmente cómodo. Los síntomas comunes son quemazón al orinar, un fuerte olor en la orina, un color turbio de la misma, sensación de urgencia y mayor frecuencia urinaria. A veces te puedes sentir bastante mal y tener un poco de fiebre y escalofríos. También puedes tener dolor en la parte baja del abdomen.

He tratado a muchas mujeres que empezaron a sufrir infecciones urinarias recurrentes en la menopausia (recurrentes significa que sufrían más de dos infecciones en seis meses o tres infecciones en un año). Esto se puede convertir en un círculo vicioso: practicar sexo, sufrir una infección, hacerse un análisis de orina, tomar antibióticos, mejorar, volver a practicar sexo y em-

---

* Raz, R.: «Urinary tract infections in postmenopausal women», en *Korean Journal of Urology*, diciembre de 2011, 52(12), pp. 801-808.

pezar otro nuevo ciclo. Este tipo de infección urinaria recurrente se puede dar en cualquier edad.

Para manejar este problema, asegúrate de ingerir por lo menos un litro y medio de líquido al día. A veces el médico puede prescribir un antibiótico que se toma antes de practicar sexo, o quizá te prescriba una dosis baja de antibiótico durante unos cuantos meses para eliminar todas las bacterias que provocan el problema.

Otras formas de tratar la cistitis recurrente son el uso del estrógeno vaginal, intentar mejorar el tono del suelo pélvico y procurar vaciar del todo la vejiga con la técnica de doble vaciado (ver página 42). Orina siempre antes y después de practicar sexo; esto «lavará» las bacterias de la uretra y es una buena técnica de prevención.

Disminución del deseo sexual
La disminución del deseo sexual puede afectar a las mujeres que se encuentran en el periodo de menopausia. A pesar de ello, esto no siempre ocurre e, incluso, en muchas mujeres el deseo sexual aumenta. En este periodo se experimenta la libertad de saber que no hay riesgo de embarazo y la certeza de que ya no aparecerá de improviso un niño pequeño en la habitación mientras practicas sexo. Ya no hay habitaciones compartidas en vacaciones, ni en casa de los abuelos o de los amigos. Incluso la presión económica puede ser menor, puesto que ahora hay más dinero y más tiempo para disfrutar de la vida.

Pero, por otro lado, es posible que ya no te apetezca el sexo. Quizá todavía tengas a cargo a algún adolescente y, en muchos sentidos, los adolescentes pueden resultar tan exigentes como los niños pequeños, sobre todo con la preocupación por los exámenes, por el primer amor y por todas las situaciones propias de la adolescencia por las que atraviesan. También podría ser que estuvieras cuidando de tus padres ancianos, y que tuvieras que encargarte de todas estas cuestiones a la vez. Esto no te hará sentir supersexi, precisamente, y además probablemente habrás ganado algunos kilos por culpa del descenso de los niveles de estrógeno.

Es bueno recordar que no somos solamente las mujeres las que nos estamos haciendo mayores. Tu esposo o tu compañero también se está haciendo mayor y quizá tenga problemas de próstata o la tensión arterial alta, o a lo mejor esté tomando una medicación que le haga difícil tener una erección. Sois una pareja que se hace mayor estando juntos y esto forma parte del ciclo natural de la vida. La clave está en que entre los dos encontréis un lugar cómodo desde el cual vivir vuestra vida sexual. Si os resulta difícil hacerlo, podéis buscar ayuda; por favor, leed el capítulo siguiente para tener más información. ¡Si los dos realizáis los ejercicios de suelo pélvico, el resultado os sorprenderá! Si lo que necesitáis es medicación, una visita al médico podrá solucionar la cuestión rápidamente.

Estreñimiento
Si sufres estreñimiento, por favor, consulta el capítulo 9. Es necesario que resuelvas este problema cuanto antes, puesto que el adelgazamiento del tejido vaginal durante la menopausia puede hacer que seas más propensa a sufrir un prolapso.

Otros problemas asociados con la menopausia
La menopausia afecta a las mujeres de diferentes formas. Algunas mujeres tendrán pocos síntomas, mientras que otras sentirán que les cuesta mucho vivir con normalidad. Muchos de los síntomas no están asociados al suelo pélvico, pero pueden resultar muy debilitantes.

Sofocos y sudores nocturnos
¿Cuántas veces has visto a una mujer que se abanica en el tren, en el autobús o en algún lugar muy concurrido? ¡Créeme, no es porque la temperatura exterior sea de treinta grados centígrados! Es extraño que sea «aceptable» hablar de los sofocos y no lo sea hablar del prolapso de los órganos pélvicos.

¿Cuántas veces le das la vuelta a la almohada por la noche porque está empapada de sudor? Si te sucede esto, considera la posibilidad de comprar un cojín de refrigeración. Ofrece una agradable sensación de frescor en la cabeza y es realmente maravilloso.

El síntoma más frecuente de la menopausia son los sofocos, y afectan al setenta y cinco por ciento de las mujeres. La verdad es que yo ya no he vuelto a llevar un jersey de cuello alto nunca más. Un día en que me abanicaba para hacerme pasar un sofoco, mi suegra me dijo: «Nunca más te pongas nada de lana pegado a la piel». Fue un buen consejo.

Insomnio
Una amiga sufría un terrible insomnio; fue el único síntoma que tuvo en toda su menopausia. En este mundo moderno en que todo va deprisa, el insomnio puede ser un desastre. Puesto que tenía una vida profesional y doméstica muy activa, mi amiga acabó destrozada a las pocas semanas. La ayuda le llegó a través de una crema HRT (terapia de reemplazo hormonal). Para ella fue el remedio milagroso, y ya no ha vuelto a sufrir insomnio. Pero esta terapia no es adecuada para todo el mundo, y es mejor seguir los consejos del médico. Pero si estás teniendo problemas con la menopausia, por favor, busca la manera de solucionarlos para que puedas continuar con tu vida en lugar de, simplemente, soportarla. He puesto a mi amiga de ejemplo porque su problema era tan grave que llegó a ser un peligro con el coche, puesto que se

podía quedar dormida al volante. Hagas lo que hagas, no ignores tus problemas pensando que ya desaparecerán.

Rigidez muscular y de articulaciones
Esto se produce a causa de los cambios hormonales que ocurren durante la menopausia. Pueden ser más incómodos por la mañana e ir remitiendo durante el día. Sufrir rigidez es un buen motivo para estar activa, puesto que muchos estudios establecen que el ejercicio de bajo impacto practicado regularmente (nadar, bicicleta y yoga) es bueno para el fortalecimiento óseo y para la salud en general. También es el momento de dejar de fumar, pues se sabe que es un factor de riesgo para la osteoporosis (pérdida de la densidad ósea y debilidad ósea, que puede llegar a producir roturas).

Cambios de humor
Una vez me pidió cita una paciente a la que había tratado diez años antes, justo después de que tuviera a sus hijos. Me dijo que se sentía muy mal, tenía síntomas de depresión y siempre estaba enojada. Ella y su familia estaban desesperados y, para colmo, acababa de saber que tenía un prolapso. Aunque el prolapso la preocupaba y estaba dispuesta a trabajar a fondo para remediarlo, su principal preocupación era su estado anímico. Había estado utilizando un Mirena (DIU hormonal), así que no había tenido menstruaciones. Es una abogada muy ocupada y tiene a dos adolescentes en casa, así que prestar atención a su menopausia no era una de sus prioridades. No se sentía menopáusica, ni tampoco sufría sofocos ni sudores nocturnos, pero yo no tenía ninguna duda de que la repentina sensación de prolapso y sus cambios de humor eran un síntoma definitivo.

Esta mujer había ido al médico y un análisis de sangre le descubrió que ya había entrado en la etapa de menopausia. Su médico le sugirió que tomara antidepresivos (pueden ser útiles para algunas mujeres durante este periodo) para abordar los cambios de humor y sus síntomas de depresión, pero mi paciente insistía en que no necesitaba antidepresivos, sino una terapia de sustitución hormonal. Nunca había tenido depresión, y creía que las emociones que tenía ahora estaban relacionadas únicamente con la menopausia. Empezó con la terapia de sustitución hormonal, y a la siguiente visita me dijo que yo le había salvado la vida. Había vuelto a ser la misma de siempre y ahora ya podía continuar con su ajetreada vida. Todavía continuamos trabajando para fortalecer su suelo pélvico, pero está mejorando mucho y ahora el prolapso ya es manejable. Siempre vale la pena explorar cuál es el fármaco adecuado, si sientes que medicarse es la manera de seguir adelante.

Problemas de memoria
¿Alguna vez has subido las escaleras y luego no has tenido ni idea de por qué las has subido? ¿Te has encontrado por la calle con alguien a quien conoces, pero no has sido capaz de recordar su nombre? No te asustes: no es alzhéimer, y no te estás volviendo loca; lo más probable es que sea un síntoma de la menopausia. Todavía no se sabe muy bien por qué sucede esto, pero puede tener que ver con el descenso de los niveles de estrógeno. Podría ser que, si sufres insomnio o sudores nocturnos, estés más cansada y con la mente menos clara. Sufrir muchos sofocos durante el día puede resultar agotador y hacer que estés más distraída.

Intenta comer bien y hacer un poco de ejercicio, además de salir a tomar el aire siempre que puedas. Es muy importante que busques estímulos. Quizá ya tengas un trabajo muy exigente, además de las exigencias domésticas. Pero si no es así, ¡empieza a hacer algo que te estimule mentalmente como aprender algún idioma o, incluso, escribir un libro!

Aumento de peso
¿Notas que de repente has ganado más peso que nunca? ¿Cómo ha sucedido? Si la ropa te aprieta y has aumentado de peso, en especial en la parte media del tronco, tu pobre suelo pélvico sufrirá las consecuencias.

La obesidad es un problema de salud pública y los individuos con sobrepeso representan el veinte por ciento de la población adulta mundial. La edad es la principal causa del aumento de peso a mitad de la vida; a partir de este momento, el promedio está en sufrir un aumento de peso de medio kilo al año. A pesar de ello, los cambios hormonales que se producen en la etapa perimenopáusica contribuyen sustancialmente al aumento de la grasa abdominal y a la obesidad abdominal.* Así que, todas las que estéis leyendo esto y os sintáis identificadas, sabed que no es que os hayáis comido la caja de galletas en un ataque de sonambulismo: son vuestras hormonas.

Controlar el peso corporal es un tema muy importante para la salud durante la menopausia y debería tenerse en cuenta desde el inicio de la perimenopausia para mejorar la calidad de vida. Sufrir sobrepeso no solamente afecta al suelo pélvico, sino que tiene un impacto en la autoestima y en el bienestar general. Así que deberás trabajar para mantener un peso estable. Esto es muy importante, y todas necesitaremos un poco de apoyo y de ánimos. Empieza haciendo cosas muy sencillas como ir andando a la compra en lugar de ir en coche. Algunos estudios sugieren que la terapia de reemplazo hormonal no está asociada con el aumen-

---

* Davis, S. R., Castelo-Branco, C., Chedraui, P., Lumsden, M. A., Nappi, R. E., Shah, D. y Villaseca, P. como grupo de escritura de la International Menopause Society for World Menopause Day 2012: «Understanding weight gain at menopause», en *Climacteric*, 2012.

to de peso e indican que podría resultar de ayuda para reducir la grasa general del cuerpo.*

Maneras de abordar los síntomas de la menopausia
Tal como he dicho antes, las mujeres experimentan la menopausia de diferentes formas, y algunas mujeres solo sufrirán uno o dos de los síntomas propios de esta etapa. Sea como sea tu experiencia, los consejos que encontrarás a continuación te serán útiles, puesto que no existe ningún remedio rápido que resuelva todos los problemas.

Rehabilitación del suelo pélvico
Espero que a estas alturas ya te habrás dado cuenta de lo importante que es mantener la fortaleza del suelo pélvico. Por favor, vuelve a leer el capítulo 2 si quieres refrescar las indicaciones para recuperar el suelo pélvico.

Cambios en el estilo de vida
Reducir la cafeína y el alcohol puede ayudarte a minimizar los sofocos, además de mejorar la memoria y reducir la frecuencia urinaria y la urgencia por orinar. Realizar un ejercicio moderado cada día siempre es una buena idea; piensa en la posibilidad de nadar, ir en bicicleta y hacer yoga, pero ¡no saltes en la cama elástica! Sigue una dieta equilibrada con mucha verdura y fibra para evitar el estreñimiento.

Para todas las que vivimos a un ritmo frenético, la menopausia es un momento para empezar a cuidarnos un poco más. No me refiero solamente a las cuestiones físicas como la dieta o el ejercicio, sino que también es importante cuidar nuestra men-

---

* *Ibid.*

te. Permítete el lujo de tomar un baño caliente con velas y música suave, o de recibir un buen masaje corporal o facial. Te sentirás más relajada, incluso aunque eso no elimine los síntomas de la menopausia. Quizá te pueda ir bien seguir un programa de meditación o de *mindfulness*. Además, hay muchas terapias alternativas, como la acupuntura, que ha demostrado ser de ayuda con los síntomas de la menopausia.*

Estrógeno vaginal
Soy una gran defensora del estrógeno vaginal. El estrógeno vaginal ha devuelto la vida sexual a muchas mujeres y, además, es muy fácil de usar. Si sufres sequedad o dolor vaginal, acude al médico, pues el estrógeno vaginal podría ser la solución a tus problemas. Una falta de estrógeno vaginal es un problema muy poco conocido. Puede ser incómodo decirle al médico que el sexo te resulta doloroso y que tienes que correr para llegar al baño a tiempo, pero es muy posible que el estrógeno vaginal pueda mejorar todas estas cosas, incluso una vejiga irritable.

El estrógeno vaginal se presenta en varios formatos y siempre requiere la prescripción de un médico.

- **Vagifem u otros comprimidos vaginales**. Son comprimidos que se introducen en la vagina y suministran una pequeña dosis de estradiol (una hormona parecida al estrógeno que tu cuerpo fabricaba hasta ahora). Normalmente se empieza con un comprimido diario durante dos sema-

---

* Avis, N. E., Coeytaux, R. R., Isom, S., Prevette, K. y Morgan, T.: «Acupuncture in menopause (AIM) study: a pragmatic, randomized controlled trial», en *Menopause*, junio de 2016, 23(6), pp. 626-637.

nas y, más adelante, se sigue una dosis de mantenimiento de dos comprimidos semanales.
- **Estring**. Es un anillo vaginal flexible y suave que suministra estradiol. Se introduce en la vagina y se lleva durante tres meses. Quizá te enseñen cómo reemplazarlo o, si lo prefieres, el médico te lo puede reemplazar. Se puede llevar mientras se practica el sexo, pero si lo prefieres también lo podrías extraer: simplemente, enjuágalo con agua templada y no te olvides de volver a colocártelo.
- **Cremas con estrógenos**. Se trata de introducir, con un aplicador, una crema de estriol. Habitualmente se empieza con una dosis diaria durante un periodo de entre una y tres semanas. Después se continúa con una dosis menor dos veces a la semana.

El estrógeno vaginal se utiliza, a veces, antes de una cirugía por prolapso, así que, si estás esperando someterte a una operación de prolapso, averigua qué terapia de estrógeno vaginal te podría ir bien antes de la operación.

Si tienes síntomas de sequedad vaginal y no te gusta o no puedes hacer una terapia de reemplazo hormonal, el estrógeno vaginal podría ser una buena opción y deberías consultarlo con el médico.

Incluso si utilizas estrógeno vaginal, puede ser que necesites un lubricante vaginal durante la práctica del sexo. Hoy existen muchos lubricantes de buena calidad en el mercado. Pueden tener una base de gel o de aceite, así que pruébalos para ver cuál se adapta mejor a ti y a tu compañero.

Dilatadores vaginales
Si no estás teniendo actividad sexual a causa del dolor o la sequedad vaginal, este puede ser un tema difícil de corregir. Es posi-

ble que eso haya ido evolucionando lentamente, a medida que los niveles de estrógeno bajaban en tu cuerpo. Los dilatadores vaginales son una terapia suave que tú misma puedes realizar y que pueden resultar extremadamente beneficiosos para tu vida sexual. Un dilatador vaginal te permitirá estirar suavemente el tejido vaginal y conseguirá que ganes confianza.

Los dilatadores vaginales se presentan en paquetes de cinco medidas diferentes. Se empieza insertando el más pequeño en la vagina con mucho lubricante; a veces, resulta de ayuda contraer los músculos del suelo pélvico mientras se tiene el dilatador en la vagina. Esto es bueno para los músculos del suelo pélvico y te ayudará a acostumbrarte al uso de los dilatadores. Es conveniente mantener el dilatador en la vagina durante unos minutos mientras se tira y se empuja suavemente arriba y abajo. Continúa utilizando los dilatadores hasta que puedas introducirte el más grande o el que sea un poco más grande que el pene de tu esposo o compañero. ¡Encuentra el momento para hacerlo, cuando sepas que no te interrumpirán, puesto que no ofrecerás tu imagen más glamurosa! Puede ser un tratamiento fantástico si ya habías desistido de disfrutar de tu vida sexual debido al dolor y la incomodidad. Algunas mujeres pueden preferir hacerlo con sus compañeros como forma de juego previo, pero sois vosotras quienes debéis decidir cómo hacerlo.

Terapia de reemplazo hormonal
Esta terapia merece un libro aparte. Yo no soy experta en terapia de reemplazo hormonal, y no intentaré serlo aquí, pero sí resumiré los diferentes tipos de terapia de reemplazo hormonal para que puedas tener un punto de partida por si quieres empezar a valorar esta posibilidad.

La terapia de reemplazo hormonal ha sido muy estudiada en

todo el mundo. Según el Royal College of Obstetricians and Gynaecologists, la terapia de reemplazo hormonal es segura para la mayoría de las mujeres. A finales de los años noventa y a principios del año 2000 hubo una gran controversia en los medios de comunicación sobre la terapia de reemplazo hormonal, como resultado de dos grandes estudios que despertaron desconfianza en esta terapia. Eso provocó una gran disminución en el número de mujeres que se sometían a esta terapia y una gran desconfianza en los médicos para prescribirla.

Ahora existen muchos estudios recientes o que están en marcha y que parecen arrojar resultados mucho más favorables. Un buen lugar para leer al respecto es la página de la Women's Health Concern, el grupo de pacientes de la British Menopause Society. En España existe la Asociación Española para el Estudio de la Menopausia (AEEM). Así podrás decidir, con tu médico, ginecólogo o especialista en menopausia, si se trata de un tratamiento adecuado para ti. Si empiezas con la terapia de reemplazo hormonal, el médico deberá realizarte una revisión anual.

La terapia de reemplazo hormonal se utiliza para tratar los síntomas de la menopausia. Normalmente se prescribe la menor dosis posible que pueda aliviar los síntomas. La medicación principal consiste en estrógenos y progesteronas. Si no te han hecho ninguna histerectomía, deberás tomar progesterona además de estrógeno, puesto que solamente con la progesterona la pared del útero podría crecer excesivamente y esto aumentaría el riesgo de sufrir un cáncer de endometrio.

La terapia de reemplazo hormonal se presenta en forma de pastillas, de crema o de parches. Las pastillas se toman diariamente, la crema se aplica sobre la piel cada día. Los parches normalmente se cambian dos veces a la semana.

Algunos médicos podrían prescribir hormonas bioidénticas.

En ese caso, deberías hablar detalladamente con el médico y someterte solamente a las terapias hormonales que están reguladas y aprobadas, puesto que algunas de ellas no están respaldadas por estudios científicos que evidencien su efectividad y seguridad.

También existen remedios fitoterapéuticos que se pueden obtener sin prescripción médica. Tal como es conveniente hacer siempre, deberías consultar con el médico o el farmacéutico que no van a interferir con ninguna otra medicación que estés tomando.

Espero que este capítulo te haya permitido tener una comprensión mayor de lo que puede suceder durante y después de la menopausia, y que te hayas dado cuenta de que hay muchas otras personas en el mundo como tú: ¡en realidad, mil millones de mujeres! No tienes por qué soportar ningún síntoma molesto por el mero hecho de que tu madre lo hizo. ¡Ahí fuera hay ayuda!

8

Sexo y suelo pélvico

La musculatura del suelo pélvico es muy importante para la vida sexual, así que, si todavía no te has sentido motivada para realizar los ejercicios, ahora es el momento de tomar nota de sus beneficios. Los ejercicios descritos en el capítulo 2 ayudan a aumentar la circulación sanguínea en la vagina y el pene, mejoran el tono muscular y ayudan a mantener la actividad nerviosa. Todo ello redunda en una mayor sensibilidad y satisfacción sexual. Al igual que sucede cuando sigues cualquier pauta de ejercicios, al hacerlos y fortalecer la musculatura te sentirás mejor. Lo mismo podemos decir sobre la vagina y el pene. Los hombres gozarán de mejores erecciones, lo cual (¡disculpad el chiste!) es muy estimulante.

El sexo es una actividad que se ha practicado siempre: ¡ninguno de nosotros estaría aquí sin él! Pero las costumbres y las modas cambian con el tiempo y también cambia el estilo de vida. Un estudio publicado en *The Lancet*, basado en una encuesta nacional sobre las actitudes sexuales a lo largo de treinta años, llegó a la conclusión de que ahora empezamos a practicar sexo a una edad más temprana que antes, y que continuamos practicándolo hasta edades mucho más avanzadas. También descubrió que tenemos sexo con un poco menos de frecuencia que antes, debido a que hay menos personas casadas o que viven juntas (y eso ofrece menos oportunidades de practicarlo).* Todos somos muy diferentes respecto a la frecuencia con que deseamos practicar sexo y, aunque ahora hablar de sexo ya no es un tabú y de que está mucho más presente en la televisión y en las redes sociales, todavía no nos expresamos muy abiertamente al respecto.

Si necesitas comprender de qué manera el suelo pélvico influye en tu salud sexual, lo que leerás a continuación te resultará de ayuda y te ofrecerá un buen entendimiento sobre esta parte de tu cuerpo.

Las mujeres y el sexo

Creo que uno de los motivos por los que las mujeres tendemos a ignorar nuestro suelo pélvico es que nosotras no vemos a menudo nuestros genitales, en especial si no nos dan ningún problema. Es posible que los hubieras observado con un espejo cuando eras adolescente e intentabas insertarte tu primer tampón. O quizá, por curiosidad, después de haber tenido un hijo. Según mi experiencia, las mujeres pocas veces miran su vulva o su vagina. Desde que empecé a escribir este libro, he estado preguntando a mis pacientes posnatales si habían echado un vistazo a su sexo, y la mayoría respondieron que no. El motivo podría ser el miedo a lo que pudieran ver, o quizá podría ser que no se piensa en aquello que no se ve. Algunas mujeres sí echan un vista-

---

* «National survey of sexual attitudes and lifestyles (Natsal-3)»; llevada a cabo por la London School of Hygiene and Tropical Medicine, University College London y NatCen Social Research.

zo si sienten molestias o si están preocupadas por un prolapso, pero incluso en estas situaciones no son muchas las mujeres que lo hacen. Según mi experiencia, las mujeres jóvenes conocen un poco mejor su anatomía y es más probable que hayan mirado su sexo para asegurarse de que tiene el aspecto que debe tener. Muchas mujeres jóvenes me han preguntado con gran preocupación: «¿Mis labios son normales? Creo que son feos». Y a todas les respondo que deben apreciar sus labios vaginales y apreciar su precioso cuerpo. Por suerte, todas somos únicas, así que no te dejes seducir por las redes sociales y las fotografías sobre lo que es ideal: todo el mundo es y debe ser diferente.

Es importante que las mujeres comprendamos la anatomía de nuestra vulva y nuestra vagina, ¡así que familiaricémonos un poco con ellas! Una buena manera de empezar a hacerlo es conseguir un pequeño espejo y echar un vistazo.

La vulva

Es frecuente el malentendido de que la vulva es la vagina. En realidad, la vulva es todo lo que puede verse por fuera y está compuesta por:

- **El monte de Venus**. Es la parte redondeada que cubre el hueso púbico. Se llama «monte de Venus» porque actúa un poco como almohada durante el sexo.
- **Los labios mayores o exteriores**. Los labios exteriores tienen el mismo aspecto que el resto de la piel. Es en esta zona y en el monte de Venus donde crece el vello púbico.
- **Los labios menores o interiores**. La piel de los labios menores tiene un color diferente, que puede ir de un color rosa hasta un color marrón, según sea el color de tu piel. Esta zona tiene muchas terminaciones nerviosas y es muy

sensible al tacto, que produce gran placer. Antes de la pubertad, los labios interiores se encuentran ocultos por los labios exteriores. A medida que crecemos, los labios interiores se hacen más grandes. En algunas mujeres quedan siempre por dentro de los labios exteriores, y en otras mujeres uno o ambos labios sobresalen de los labios exteriores. Esto es totalmente normal. Me preocupa esta moda quirúrgica de la labioplastia, un procedimiento quirúrgico que reduce el tamaño de los labios menores. En toda mi carrera, solo encontré una paciente que realmente necesitara someterse a este procedimiento. Tenía unos labios muy grandes y no podía ni llevar un bikini; el pantalón le resultaba muy incómodo y a menudo presionaba demasiado los labios. Así que decidió someterse a la operación y fue todo un éxito.

- **Vestíbulo o introito.** Es la parte que rodea las aperturas de la vagina y la uretra. Sería la entrada de la vagina.
- **Clítoris.** El clítoris es una fuente de placer sexual y su aspecto externo es el de un bulto del tamaño de un guisante que se encuentra encima de la uretra. No es por donde sale la orina, a pesar de lo que mucha gente cree. Me he encontrado con muchas mujeres que, cuando se lo enseñé con un espejo, creyeron que era su uretra.
- **Meato urinario.** Es el pequeño orificio por donde sale la orina. Se encuentra detrás del clítoris y por encima de la vagina. A menudo no es fácil de ver a primera vista y, en general, no hay por qué buscarlo. Pero ¡si quieres ver el tuyo, ya sabes dónde buscar!
- **Glándulas de Bartolino.** Las glándulas de Bartolino excretan una pequeña cantidad de lubricante durante la excitación sexual. A veces se pueden bloquear y provocan lo que se conoce como «quistes de Bartolino», lo cual puede

resultar muy doloroso y requerir tratamiento antibiótico o —en casos más graves— cirugía. Así que, si notas una pequeña hinchazón cerca de la abertura de la vagina, pide una visita al médico antes de que empeore.

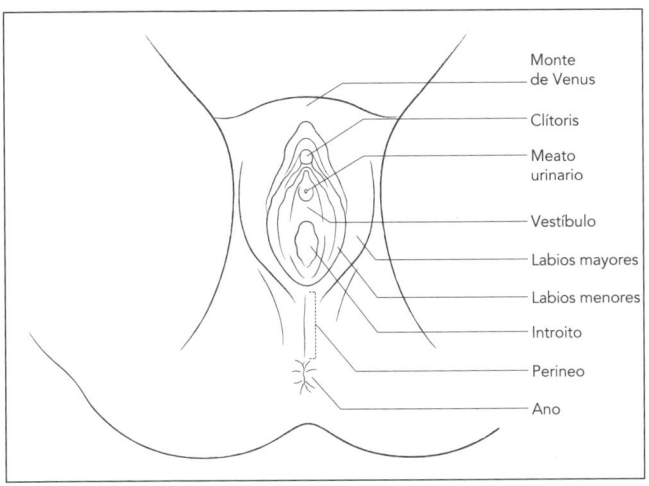

Vulva

La vagina

La palabra «*vagina*» deriva de una palabra latina que significa «*funda*» o «*vaina*». Tiene un tamaño diferente en cada mujer, pero el promedio es de ocho centímetros de longitud.

Cuando no se utiliza, la vagina está cerrada y los dos lados se tocan. En un extremo de la vagina, el externo, se encuentra la vulva, y en el otro extremo, el interno, se encuentra el cérvix. La vagina es un órgano muscular muy elástico que se dilata con la excitación para permitir la entrada del pene; después de practicar sexo, la vagina vuelve a cerrarse, regresando a su estado habitual. Existe el falso mito de que, después de perder la virginidad, la vagina está siempre dilatada. La vagina también

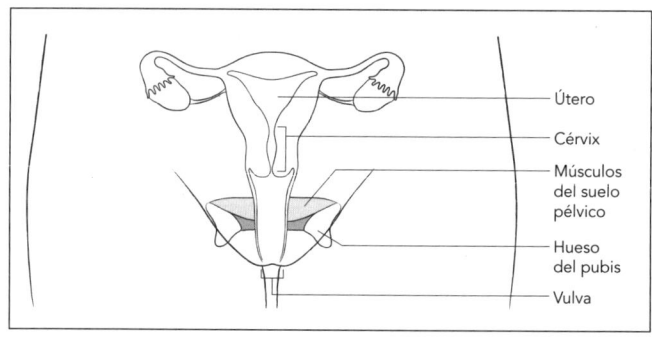

Vagina

se dilata considerablemente para permitir el parto de un hijo. Si eres joven, después del parto la vagina volverá a su tamaño habitual con un poco de rehabilitación pélvica. Pero, puesto que las mujeres continuamos teniendo hijos más allá de los treinta y cinco años, es necesario prestar atención al suelo pélvico porque la vagina envejece al igual que lo hace el resto del cuerpo. En algunos libros sobre embarazo y parto, la vagina aparece como el «canal de parto». También es el canal por donde fluye la menstruación.

La vagina se mantiene limpia por sí misma, y eso significa que no hace falta utilizar irrigadores vaginales, cremas ni geles. También es mucho mejor evitar productos perfumados o jabones muy fuertes. Tener flujo vaginal es perfectamente normal, y el flujo vaginal cambia a lo largo del ciclo menstrual. Algunas mujeres pueden saber en qué momento son fértiles por la cantidad de flujo vaginal que tienen, mientras que otras tienen mucho menos flujo. El olor vaginal también cambia durante el ciclo y, a veces, después de practicar sexo; estos olores son normales si no son excesivamente fuertes o desagradables. Si hay algo en tu flujo vaginal o en tu olor vaginal que te preocupa, acude al médico y pide que obtenga una muestra de tu flujo vaginal para analizarlo. No hace falta decir que siempre deberías ir directamente al médico si se presenta un sangrado vaginal inusual.

Todas somos diferentes y nuestras vaginas, al igual que el resto de nuestro cuerpo, son únicas.

El punto G
¿Es un mito? Algunas mujeres están convencidas de que tienen un punto G, mientras que otras sienten que han fracasado sexualmente al no haber tenido nunca un orgasmo con penetración vaginal. No tiene ningún sentido pasarse la vida preocupada por no ser normal. Todas somos diferentes, ¡gracias al cielo! No importa cómo se produzca la excitación sexual siempre y cuando la disfrutes. A pesar de los numerosos estudios, todavía no se ha demostrado que exista el punto G ni dónde se encontraría en caso de existir. Así que, por favor, no añadas este tema a la lista de cosas por las que te preocupas.

Ventosidad vaginal
Igual que sucede con otros temas que hemos abordado en este libro, las ventosidades vaginales son una cuestión poco conocida. Una ventosidad vaginal se parece a una flatulencia normal y, a veces, se puede tener la sensación de que salen unas burbujas por la vagina. Si esto te sucede en medio de un apasionado encuentro sexual, puede ser que sea motivo de unas risas o también puede ser que te aleje del sexo para siempre, en el peor de los casos.

También pueden producirse ventosidades vaginales después de haber tenido hijos debido a la debilidad de los músculos del suelo pélvico. O pueden producirse sin que hayas tenido hijos y la acción de entrada y salida del pene de tu compañero provoque que quede un poco de aire atrapado en el interior de la vagina. Puede ocurrir al introducir los dedos o algún juguete sexual en la vagina. Pero también mientras te están haciendo una citología o cualquier tipo de revisión vaginal con un espéculo, pues este puede hacer que entre un poco de aire.

También podría ocurrir en medio de una silenciosa clase de yoga, lo cual resultaría muy incómodo. A veces ocurre al realizar posiciones invertidas, puesto que el aire entraría en una vagina debilitada y saldría con los movimientos. Si esto te sucede, por favor, haz algo al respecto: no tienes por qué soportarlo. Si al leer esto has estado asintiendo con la cabeza, debes pasar a la acción.

La diferencia entre una ventosidad vaginal y una ventosidad normal es que la ventosidad vaginal es totalmente incontrolable.

Incontinencia urinaria durante el sexo

Esta puede ser una experiencia bastante angustiante. La incontinencia puede ocurrir durante el sexo o en el momento del orgasmo, pero muchas veces se confunde con la lubricación provocada por la excitación.

Este también es un tema del que se habla muy poco. Según mi experiencia, son muy pocas las mujeres que vienen a verme a causa de la incontinencia urinaria durante el sexo. Pero eso no significa que no haya encontrado nunca a nadie que tuviera este problema, más bien al contrario. Existe una alta prevalencia de la incontinencia durante el sexo en mujeres que sufren incontinencia en su vida cotidiana. Habitualmente sufren incontinencia por esfuerzo (ver capítulo 3), pero las pérdidas durante el orgasmo también pueden ser provocadas por una vejiga hiperactiva (ver capítulo 4).

Las mujeres solo me cuentan que sufren este problema cuando se lo pregunto directamente. Y muchas veces su respuesta es: «Oh, sí, me sucede desde que tuve a los niños. Siempre pongo una toalla en la cama, por si acaso». Este es un problema que puede ser muy incómodo, y además puede afectar a la capacidad de llegar al orgasmo e, incluso, provocar problemas con la pareja.

En general, este problema es el resultado de un suelo pélvico débil, así que este es el momento de empezar a fortalecer la musculatura (ver capítulo 2). También es útil intentar el doble vaciado antes de practicar sexo (ver página 42). Evita las bebidas ricas en cafeína antes de practicar sexo y practica con posturas que ejerzan una menor presión sobre la vejiga. Y, por último, pero no menos importante, habla de ello con tu compañero, puesto que la mayoría de los hombres lo comprenderá perfectamente.

Laxitud vaginal

La laxitud vaginal significa tener poca o nula sensibilidad durante el coito. La laxitud vaginal también puede aparecer si sufres incontinencia por esfuerzo. A menudo, ocurre después de tener hijos y es más probable que la sufras si has tenido más de uno, si tu hijo era muy grande cuando nació o si has tenido un parto asistido, quizá con fórceps. A menudo detecto laxitud vaginal en mujeres jóvenes que todavía no han tenido hijos, aunque estas mujeres normalmente me han venido a ver a causa de un estreñimiento crónico (ver capítulo 9) y, a veces, sufren hipermovilidad (ver página 93).

Puede parecer que la laxitud vaginal es un problema menor, pero la verdad es que puede afectar mucho tu calidad de vida, así que es muy importante seguir un tratamiento.

Recuerdo que hace un tiempo visité a una señora que vino a verme a causa de la incontinencia por esfuerzo. Tenía tres hijos adolescentes y los tres habían sido bebés grandes que habían nacido con parto vaginal. En el primer examen le pedí que contrajera los músculos del suelo pélvico, pero no pasó nada en absoluto.

Luego la conecté a mi máquina de biorretroalimentación (normalmente utilizo una sonda vaginal) y le pedí otra vez que contrajera los músculos vaginales. Esta vez ella pudo ver en el ordenador que no sucedía nada. Se sintió horrorizada y decidió que tenía que hacer algo al respecto. Me había dicho que su vida sexual iba bien, aparte del hecho de que ella y su esposo no lo hacían con tanta frecuencia como antes, puesto que ambos estaban muy ocupados con el trabajo y la familia. Decidí que seguiríamos un tratamiento de estimulación eléctrica, puesto que no tiene mucho sentido intentar hacer los ejercicios de suelo pélvico cuando hay una limitación tan grande para contraer la musculatura. Al cabo de unos meses, mientras comprobábamos en la máquina de biorretroalimentación que su musculatura había mejorado, me dijo: «El otro día practiqué sexo con mi marido y le puedo decir con total sinceridad que me había olvidado de la sensación. ¡Es increíble! Después de tener a los niños, mi vagina se aflojó mucho y dejé de tener sensibilidad. Ahora vuelvo a sentir la vagina, he recuperado la vida sexual y la incontinencia se ha resuelto».

Orgasmos

Un orgasmo es una sensación de intenso placer que ocurre durante la actividad sexual y que provoca unas contracciones rítmicas en la zona pélvica. Se puede llegar al orgasmo de diferentes maneras; la más habitual es la estimulación del clítoris tanto con un compañero como con la masturbación. También se puede llegar al orgasmo con la penetración vaginal o anal. Algunas personas tienen un orgasmo (¡increíble!) en sueños. Es posible que hayas hablado con tus amigas sobre tus orgasmos: es más fácil que hablar de la incontinencia por esfuerzo.

Para algunas mujeres es muy fácil alcanzar el orgasmo y tienen muchos. Para otras es algo difícil de conseguir y muchas veces lo fingen. Sea lo que sea lo que te suceda a ti, siempre que disfrutes con tus orgasmos, sé feliz. Si no llegas al orgasmo o si no son como crees que deberían ser, por favor, haz algo al respecto. Sabemos que las mujeres que hacen de forma regular los ejercicios de suelo pélvico gozan de efectos positivos en su función sexual.* ¡Esta es una buena noticia para todas nosotras!

Vulvodinia

La vulvodinia es un dolor en la vulva parecido a la quemazón o la irritación. Puede ser constante o intermitente. Según la British Association of Dermatologists, la vulvodinia afecta al quince por ciento de las mujeres. Es posible que provoque dolor en posición sentada o al ir en bicicleta. También puede resultar doloroso llevar un tejano ajustado, o el contacto durante la relación sexual o al intentar insertarse un tampón. Si es muy severa, puede hacer que la relación sexual sea imposible.

Por desgracia, puede ser una complicación difícil de diagnosticar puesto que no hay síntomas visibles y no se conoce la causa del dolor. Es algo similar a lo que sucede con la migraña: es un tipo de síndrome doloroso que afecta a una zona concreta. No existe un remedio sencillo, pero existen muchos expertos a los que pedir ayuda, así que, por favor, no sufras en silencio.**

Mientras esperas la visita con el médico, puede resultar de ayuda:

---

* Citak, N., Cam, C., Arslan, H., Karateke, A., Tug, N., Ayaz, R. y Celik, C.: «Postpartum sexual function of women and the effects of early pelvic floor muscle exercises», en *Acta Obstetrica et Gynecologica Scandinavica*, junio de 2010, 89(6), pp. 817-822.

** Díptico informativo sobre la vulvodinia de la British Association of Dermatologists.

- Realizar los ejercicios de suelo pélvico, pero deja de hacerlos si notas que el dolor empeora.
- Llevar ropa interior de algodón.
- Sentarse encima de un cojín con un agujero en medio.
- Aplicarte una compresa fría en la vulva.
- Ponerte una crema anestésica local antes de practicar sexo.
- Durante el sexo, probar con diferentes posturas para ver cuáles funcionan mejor.
- Quizá tu médico te prescriba alguna medicación, o quizá te sugiera un tratamiento con máquina TENS (estimulación eléctrica de nervio transcutánea).

Dispareunia (sexo doloroso)

Según la Sexual Advice Association, el sexo doloroso afecta a entre el ocho y el veintidós por ciento de las mujeres. Es una estadística impresionante. Cada vez que les pregunto a mis pacientes si son sexualmente activas, a menudo me confiesan que no, incluso aunque estén en una relación estable. Es increíble la cantidad de personas que no mantienen la actividad sexual a causa del dolor, la pérdida de autoestima o el miedo después de dar a luz. Un estudio de 2017 que se publicó en la revista *British Journal of Obstetrics and Gynaecology: An International Journal of Obstetrics and Gynaecology* desveló que casi una de cada diez mujeres inglesas sufre dolor con la práctica del sexo. Es interesante saber (aunque sospecho que no será del todo sorprendente) que los dos grupos que más confesaban sufrir dolor durante el sexo eran el grupo de las mujeres comprendidas entre los dieciséis hasta los veinticuatro años y el grupo de las mujeres que tenían entre cincuenta y cinco y sesenta y cuatro años. También se hizo evidente que el dolor durante la práctica del sexo está asociado con la sequedad vaginal, la ansiedad relacionada con el sexo y la falta de disfrute sexual.

A pesar de que es un problema muy común, se habla muy poco de ello, debido a que se trata de algo muy íntimo. Si sufres dolor durante el sexo (o has dejado de practicar sexo a causa del dolor) quizá puedan serte útiles los geles o aceites lubricantes. En el mercado hay muchos buenos lubricantes como Yes o Sylk, en el caso del Reino Unido, y se pueden comprar en Internet si te resulta embarazoso comprarlos en las farmacias.

Si estás en etapa posnatal o menopáusica, el estrógeno vaginal podría ser la solución. Los dilatadores vaginales también podrían resultar de ayuda, al mismo tiempo que servirían para ganar confianza (ver página 129). Siempre es una buena idea perder un poco de peso si es necesario y evitar el estreñimiento (ver capítulo 9), pues puede provocar que el sexo sea incómodo e, incluso, doloroso. Existen pruebas de que los ejercicios de suelo pélvico pueden ser útiles para la dispareunia.* También puede ser interesante seguir una terapia cognitiva conductual en el caso de que todo lo relacionado con el sexo se haya vuelto negativo.

Liquen plano y liquen escleroso

Es posible que no sepas que sufres ninguna de estas dos afecciones que afectan a la piel de la vulva. Quizá la práctica sexual te resulte muy dolorosa o quizás hayas abandonado por completo la penetración. Después de leer esto y de echar un vistazo a la vulva, posiblemente alguna de vosotras podrá detectar este problema en un primer estadio y conseguir un tratamiento cuanto antes.

---

* Sobhgol, S. S. y Alizadeli Charndabee, S. M.: «Rate and related factors of dyspareunia in reproductive age women: a cross-sectional study», en *International Journal of Impotence Research*, enero-febrero de 2007, 19(1), pp. 88-94.

Los síntomas de ambas afecciones son picor, dolor o piel frágil alrededor de la vulva y también alrededor del ano. Muy a menudo, la piel de la vulva habrá cambiado de color. Es más común que les ocurra a las mujeres mayores, así que con la menopausia y una posible vaginitis atrófica (ver página 119) es posible que el sexo se haya convertido en un recuerdo lejano. Utiliza un espejo para ver si la piel de la vulva ha cambiado de color o si tiene un aspecto diferente; si el color de la piel es pálido, blancuzco o rojizo marronoso y con manchas, por favor, acude al médico. Desgraciadamente no existe una cura para estos dos problemas, pero los síntomas se pueden aliviar y reducir, normalmente con cremas y, a veces, con pastillas. Así que busca ayuda. Quizá necesites alguna prueba o alguna biopsia para descubrir si es un liquen plano o un liquen escleroso. Si se demuestra que se trata de alguna de estas dos afecciones, no te preocupes: no son contagiosas, así que no hay problema para tu compañero. Son trastornos crónicos que afectan a la vulva y cuya causa todavía se desconoce.

Vaginismo

Aunque hablo del vaginismo en un apartado distinto del de la dispareunia, ambos tienen una definición y unos síntomas comunes. Hablo de ellos por separado en un intento de ayudar a detectar exactamente cuál de los dos podrías padecer, si se diera el caso, y cuál sería el mejor tratamiento. Bien tratado, hay muchas posibilidades de recuperación y de continuar teniendo una vida sexual normal.

El vaginismo es la contracción involuntaria de la vagina o los músculos del suelo pélvico. Los músculos de la vagina se contraen y limitan o impiden la penetración. A menudo, las mujeres explican que tienen la sensación de tener «una pared». La penetración puede ser extremadamente dolorosa y, por tanto, despierta el miedo a practicar el sexo, a insertarse un tampón e, incluso, a hacerse una citología. No es algo que se pueda controlar. Puede suceder aunque hayas utilizado tampones y hayas tenido una vida normal en el pasado, pero es mucho más común en las chicas jóvenes o en las mujeres que se ponen un tampón o practican sexo por primera vez. En este momento los médicos todavía desconocen las causas del vaginismo, pero uno de los posibles motivos podría ser el miedo a que la penetración sea dolorosa, las enfermedades dolorosas y recurrentes como la infección de orina o la candidiasis, una primera relación sexual negativa o cierto sentimiento de que el sexo es vergonzoso o de que está mal.

Es fácil de imaginar que este trastorno puede provocar que un examen ginecológico sea algo muy estresante, así que es muy difícil llevar a cabo un estudio sobre este problema.

Para tratar el vaginismo puedes empezar mirando tu vulva y tu vagina con un espejo, solo para acostumbrarte al aspecto que tienen. Con un poco de suerte, desvelará parte del misterio de cuál es tu aspecto en esta zona. Luego puedes empezar un programa de ejercicios de suelo pélvico (ver capítulo 2). Esto te ayudará a controlar mejor los músculos vaginales. Después de una semana de realizar los ejercicios de suelo pélvico, puedes probar a insertarte un dedo en la vagina o un pequeño dilatador vaginal con un poco de lubricante o crema anestésica local (aunque deberás hablar primero con el médico sobre esto). Quizá te resulte más fácil hacerlo mientras te das un baño, en especial si quieres probar a insertar el dedo.

Sobre todo, no sientas vergüenza ni incomodidad cuando pidas ayuda. Seguramente necesites la ayuda de un especialista, sea un ginecólogo, un especialista en suelo pélvico o un terapeuta sexual. También puede ser que los ejercicios mediante la focalización sensorial te sean útiles (ver página 155).

Los hombres y el sexo

A los hombres les resulta difícil ignorar sus órganos sexuales puesto que, a diferencia de las mujeres, no los tienen tan escondidos. En el caso de los hombres, el sexo y la excitación incluye una erección, que puede ocurrir después de una estimulación física o psicológica o de ambas. Pero, a veces, las cosas no funcionan exactamente como deberían, y espero que esta parte del libro te ayude a disipar tus preocupaciones y, con suerte, a enfrentarte a ellas. Aunque estés leyendo este libro porque tu compañera lo compró y al llegar a este apartado pensó para sí misma: «Somos nosotros», por favor, léelo. Espero que lo que encuentres aquí os beneficie a los dos.

Eyaculación precoz

Un estudio reciente sugiere que la eyaculación precoz subjetiva afecta a entre el veinte y el treinta por ciento de los hombres en todo el mundo.* Eso significa que eyaculas (tienes un orgasmo) demasiado pronto, pero es importante tener en cuenta, tal como hace el mencionado estudio, de que se trata de una experiencia muy subjetiva. Muchas parejas se sienten muy felices con su vida sexual, así que no quiero provocar un problema donde no lo hay. A pesar de ello, si eyacular demasiado pronto es algo que te preocupa, espero que esta información te resulte útil.

El hombre eyacula, como promedio, al cabo de entre cuatro y ocho minutos después de la penetración. La eyaculación precoz ocurre más o menos al cabo de un minuto de iniciarse la penetración y, a veces, incluso antes de ella.

---

* Gurs, S., Kadowitz, P. J. y Sikka, S. C.: «Current therapies for premature ejaculation», en *Drug Discovery Today*, julio de 2016, 21(7), pp. 1.147-1.154.

Las causas de la eyaculación precoz pueden tener múltiples facetas. Quizá te sucedió en tu primera experiencia sexual y tu compañera no fue muy comprensiva o amable, y ahora sufras ansiedad ante tu capacidad sexual. También podría estar relacionada con el estrés y, por tanto, sería un problema médico. Si la eyaculación precoz está causada por un problema médico, por favor, busca ayuda ahora mismo. Podría ser que empezara a sucederte cuando eras joven, quizá cuando intentabas masturbarte rápidamente para que nadie te pillara o cuando intentabas practicar sexo en casa de tu novia y tenías miedo de que sus padres llegaran. Existen muchas causas posibles de eyaculación precoz, y también hay muchas maneras de solucionarla.

Si sufres eyaculación precoz, por favor, no creas que estás solo: piensa en el otro veinte o treinta por ciento de la población que tiene el mismo problema que tú.

Existen pruebas de que los ejercicios de suelo pélvico (ver capítulo 2) pueden ser importantes para mejorar el problema de la eyaculación precoz. Además, son fáciles de hacer, se pueden realizar en cualquier parte y casi no requieren nada de tiempo. ¡Así que empieza hoy mismo!

Puedes utilizar dos técnicas para retrasar la eyaculación. Una es la de parar y apretar, en la cual te masturbas (o lo haces con tu compañera) hasta llegar casi al punto del orgasmo y entonces te paras y aprietas el extremo del pene. Repite el proceso cuatro o cinco veces. Luego permite que se produzca la eyaculación.

La otra técnica consiste en parar y volver a empezar: mastúrbate hasta llegar casi al punto de la eyaculación, detente y espera hasta que la excitación disminuya. Repite el proceso unas tres veces y después permite que se produzca la eyaculación.

Puedes practicar cualquiera de estas dos técnicas tan a menudo como quieras. Después de varias semanas de práctica, habrás normalizado la sensación de saber cómo detener la eyaculación y seguramente también habrás aprendido a controlarla para que tarde más en producirse. Por otro lado, masturbarse una o dos horas antes de practicar sexo resulta de ayuda en algunos casos.

A veces se recomienda la aplicación de una crema anestésica en el pene unos cuantos minutos antes de la práctica sexual. Pero si lo haces, deberás ponerte un condón para no provocarle insensibilidad a tu compañera.

Si has intentado las opciones mencionadas y todavía tienes problemas, quizá necesites probar la terapia sexual.

Disfunción eréctil

La disfunción eréctil o impotencia es un problema común que sufren, en mayor o menor medida, aproximadamente la mitad de los hombres entre los cuarenta y los setenta años. Si no estás seguro de si sufres o no esta disfunción, deberías ir a ver al médico, y quizás él te derive a un urólogo: muchos de ellos utilizan el cuestionario que encontrarás a continuación y que quizá te sea útil.* Puede servir para que tú y tu médico defináis el problema y podáis manejar la disfunción eréctil de forma efectiva.

La mayoría de los hombres, en algún momento de su vida, experimentan la imposibilidad de tener una erección o la pérdi-

---

* Adaptado de Rosen, R. C., Cappelleri, J. C., Smith, M. D., Lipsky, J. y Peña, B. M.: «Development of an abridged, 5-item version of the International Index of Erectile Function (IIEF-5) as a diagnostic tool for erectile dysfunction», en *International Journal of Impotence Research*, diciembre de 1999, 11(6), pp. 319-326.

da de la erección mientras están haciendo el amor. Esto es algo totalmente normal y no hay que preocuparse por ello. Puede ser debido al estrés, al cansancio o a un exceso del consumo de alcohol. También podría ser que tu relación esté pasando por un mal momento y la chispa se haya apagado. Esto no significa que algo esté mal en ti. Debes recordar esto, ya que la disfunción eréctil pudo empezar a sucederte por miedo al fracaso. O quizá nunca llegaste al punto de tener miedo al fracaso porque desististe dejar de intentarlo. La disfunción eréctil solo es un problema que requiere buscar soluciones en caso de que sea recurrente.

A veces, la disfunción eréctil puede tener una causa física. Por tanto, si has empezado a experimentarla de repente sin saber por qué, es conveniente que te hagas una revisión de salud general. Algunas de las posibles causas serían problemas de corazón, presión arterial alta, colesterol alto, diabetes o haberse sometido a una prostatectomía radical (ver página 185). Por favor, no te alarmes, pero hazte una revisión.

Si no estás seguro de sufrir disfunción eréctil, aquí tienes una guía rápida para saberlo.

TEST DE SALUD SEXUAL PARA HOMBRES

Instrucciones

Cada pregunta tiene cinco respuestas posibles. Haz un círculo en el número que describa mejor tu propia situación. Elige solo una respuesta para cada pregunta.

Durante los últimos seis meses:

1. ¿Cómo valorarías tu confianza en que podías mantener una erección?

1	2	3	4	5
Muy baja	Baja	Moderada	Alta	Muy alta

2. Cuando has tenido erecciones con la estimulación sexual, ¿cuántas veces han sido suficientemente fuertes para la penetración (para penetrar a tu pareja)?

1	2	3	4	5
Casi nunca o nunca	Unas cuantas veces (muchas menos de la mitad)	A veces (más o menos la mitad de las veces)	La mayoría de las veces (más de la mitad)	Casi siempre o siempre

3. Durante la relación sexual, ¿cuántas veces has sido capaz de mantener la erección después de haber penetrado a tu pareja?

1	2	3	4	5
Casi nunca o nunca	Unas cuantas veces (muchas menos de la mitad)	A veces (más o menos la mitad de las veces)	La mayoría de las veces (más de la mitad)	Casi siempre o siempre

4. Durante la relación sexual, ¿cuán difícil ha sido mantener la erección hasta finalizar la relación sexual?

1	2	3	4	5
Extremadamente difícil	Muy difícil	Difícil	Ligeramente difícil	Nada difícil

5. Cuando has tenido relaciones sexuales, ¿cuán a menudo han sido satisfactorias para ti?

1	2	3	4	5
Casi nunca o nunca	Unas cuantas veces (muchas menos de la mitad)	A veces (más o menos la mitad de las veces)	La mayoría de las veces (más de la mitad)	Casi siempre o siempre

Información para los profesionales

Sumar los números correspondientes a las respuestas de todas las preguntas. Si la puntuación del paciente es 21 o menor, la disfunción eréctil debe tratarse. Este test define la gravedad de la disfunción eréctil del paciente de la siguiente manera:

22-25	Disfunción eréctil insignificante.
17-21	Disfunción eréctil leve.
12-16	Disfunción eréctil leve-moderada.
8-11	Disfunción eréctil moderada.
5-7	Disfunción eréctil severa.

Puntuación: ....

Cada semana les pregunto a mis pacientes femeninas si mantienen actividad sexual, y demasiadas veces me responden: «Me encantaría, pero a mi marido cada vez le cuesta más mantener la erección, así que hemos abandonado esa parte de nuestra vida». Es una situación muy triste. Mis pacientes dicen, a menudo, que sus parejas se muestran muy reticentes a hablar del tema con un médico. Es un tema tabú, al igual que la incontinencia urinaria, pero debemos hacer algo para cambiar esta situación. Si esto te está sucediendo a ti, busca ayuda de inmediato.

Aquí encontrarás algunas técnicas de autoayuda:

- Si tienes sobrepeso, procura perderlo.
- Deja de fumar.
- Intenta mejorar tu estilo de vida siguiendo una dieta más sana, reduciendo la ingestión de alcohol y haciendo un poco de ejercicio. Además, esto puede ayudarte a bajar los niveles de colesterol y la presión arterial, lo cual será muy bueno para tu salud futura.

- Procura reducir los niveles de estrés.
- Empieza a realizar los ejercicios de suelo pélvico. Sabemos que los músculos del suelo pélvico están activos durante las relaciones sexuales y que tienen un papel importante en la erección (ver capítulo 2).
- Procura no ir en bicicleta más de tres horas a la semana y, si lo haces, asegúrate de que tienes un sillín blando. Es posible que este ejercicio te esté comprimiendo los vasos sanguíneos y los nervios que llegan al pene. No tiene sentido estar muy en forma a costa de sufrir disfunción eréctil.

Si los cambios en el estilo de vida no han funcionado o no han funcionado del todo, el siguiente paso sería tomar medicación, así que deberías hablar con el médico. De todos modos, si no puedes o no quieres tomar medicación, sería una buena idea buscar un terapeuta sexual que pueda guiarte en los tratamientos alternativos que existen. Entre ellos podrás encontrar:

- Un minisupositorio que se introduce por el pene y que, al disolverse, provoca la erección.
- El uso de una bomba peniana o dispositivo de erección por vacío. Hacer el vacío hace llegar sangre al pene y provoca la erección.
- Inyecciones en el pene.
- Implantes en el pene.

Quizá necesites terapia sexual. Esta podría ser individual o en pareja. Se considera que la terapia sexual es muy efectiva para corregir las causas principales de las dificultades en la relación sexual.

Ejercicios mediante la focalización sensorial
Finalmente, quiero hacer hincapié en una técnica que se conoce como «ejercicios mediante la focalización sensorial» y que puede aplicarse en caso de que tú o tu compañera tengáis algún problema sexual. Esta técnica fue desarrollada por Masters y Johnson en los años sesenta y actualmente es muy utilizada por los terapeutas en salud sexual. La técnica consiste en tocar y acariciar, y en ser tocado y acariciado. Acariciando conscientemente el cuerpo de tu pareja se consigue conocer muy bien su cuerpo, qué es lo que le gusta y qué es lo que le da placer. Los ejercicios enfocados en los sentidos empiezan sin contacto genital. Poco a poco se va conociendo el cuerpo de cada miembro de la pareja. Cuando el conocimiento del cuerpo del otro aumenta, se continúa acariciando primero los pechos y luego la zona genital hasta que se puede ofrecer un orgasmo al otro. Luego se puede practicar la relación sexual. Este proceso se realiza mejor con un terapeuta sexual.

9

Los intestinos

Los intestinos no tienen glamur. Defecar es algo que todos hacemos en privado, así que no hablamos de ello ni siquiera cuando las cosas no van como deberían ir.

El suelo pélvico es muy importante para defecar de forma adecuada y el proceso de defecación involucra varios músculos y nervios.

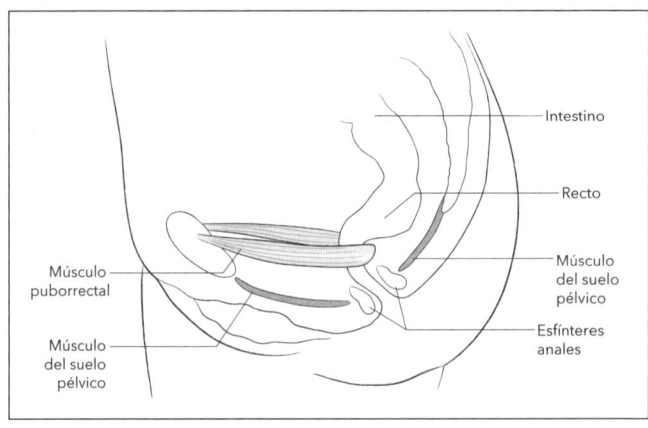

El recto y sus músculos

El músculo puborrectal rodea el recto como si lo enlazara. Sirve para mantener la continencia y para relajarse, junto con el esfínter, para que puedas excretar. Los problemas aparecen cuando —o si— los nervios que los rodean han sufrido algún tipo de daño.

La disfunción intestinal puede tener muchas causas; las siguientes son algunas de las más comunes:

- Estreñimiento crónico y tener que esforzarse para defecar.
- Daño en los nervios que controlan los intestinos provocado por el parto.
- Síndrome del intestino irritable.
- Desórdenes en el suelo pélvico.
- Otras causas incluyen haberse sometido a una operación, sufrir una enfermedad, estar embarazada, pasar periodos de ansiedad, ingesta prolongada de laxantes, tomar fármacos nuevos, sufrir hemorroides o tener fisuras anales (desgarro del ano).

El tracto gastrointestinal o digestivo es largo: empieza en la boca, por donde ingerimos la comida, y termina en el ano, por donde excretamos las heces. El proceso completo requiere entre uno y tres días. Ingerimos la comida por la boca, obtenemos los nutrientes que necesitamos y excretamos el resto en forma de heces. Esto sería así, por supuesto, en un mundo ideal en el cual tus intestinos funcionaran como una máquina bien engrasada.

Estoy segura de que todos nosotros hemos sufrido, en un momento u otro, algún problema intestinal. Eso siempre es desagradable, ya se trate de estreñimiento, diarrea, hinchazón, dolor, náuseas, vómitos o gases; en el mejor de los casos es molesto y en el peor, preocupante. La mayoría de nosotros corremos a tomar algún fármaco que o bien nos facilite la excreción o la impida, y nos sentimos muy aliviados cuando recuperamos el equilibrio.

Estreñimiento

El estreñimiento tanto puede ser la causa de una disfunción del suelo pélvico o ser causado por ella. Se trata de un problema que no es visible: uno no tiene pérdidas ni tiene que ir corriendo al baño. A pesar de ello, sufrir estreñimiento puede significar una alteración en la vida tan importante como otros temas de los que hemos hablado en este libro. Es posible que sea algo muy preocupante y que acabe dominando tu vida. Las causas del estreñimiento pueden ser múltiples:

- No realizar suficiente actividad física.
- No beber suficiente agua.
- Consumir poca fibra en la dieta.
- La medicación.
- El prolapso vaginal (ver capítulo 5).
- Aguantarse la necesidad de defecar (esto puede empezar en la infancia).
- Las hemorroides o las fisuras anales (que pueden inhibir la defecación a causa del dolor).
- El embarazo y los dos primeros meses después del parto.
- Un tránsito lento de las heces por el colon.
- La disfunción del suelo pélvico.
- El síndrome del intestino irritable.
- Algunas afecciones médicas.

El estreñimiento también puede ser un síntoma del cáncer de colon, así que si tienes alguna preocupación al respecto, deberías acudir al médico.

Este es un ejemplo clásico de cuándo las cosas han ido mal. Muchas veces les pregunto a mis pacientes cuándo empezó su estreñimiento y muchas veces me responden que empezó en la infancia. A veces les preguntaban: «¿Has ido al lavabo?, y, si la respuesta era negativa, tenían que soportar algún fármaco horrible o tenían que ir al médico; así que la respuesta era siempre: «Sí, he ido esta mañana».

Un miedo muy común es evacuar en lugares públicos. ¿Y si hay ruidos o, lo que sería peor, malos olores? ¿Habrá papel higiénico? Es muy posible que no quieras sentarte en una taza que no sea la tuya; pero agacharse sobre la taza no es una posición ideal para evacuar con facilidad. Estoy segura de que todos hemos hecho esto en, al menos, una ocasión. Seguro que alguna vez has pensado: «Vaya, hay personas que conozco en el baño y me da mucha vergüenza evacuar ahí». Casi siempre podemos inhibir la urgencia por defecar hasta que llegamos a un lugar más de nuestro gusto, preferiblemente en casa y con la puerta cerrada. Pero no deberíamos sentir tanta vergüenza por defecar: es algo que todos nosotros hacemos de forma regular. Y, a pesar de ello, incluso hoy en día somos muy reservados con este proceso.

Un buen ejemplo de esto es el de una mujer que vino a verme con un rectocele (prolapso de la pared posterior de la vagina, ver capítulo 5). Vino para realizar una rehabilitación del suelo pélvico, pero al examinarla me di cuenta de que sufría estreñimiento. Resultó que siempre necesitaba evacuar por la mañana, a la misma hora de llevar a los niños al colegio, así que no podía hacerlo. Después de dejar a los niños, la necesidad de ir al baño casi siempre desaparecía, y así fue como empezó un círculo vicioso terrible. Al final, esto le provocó un prolapso. Estoy segura de que esta situación le resultará familiar a alguna de las personas que estén leyendo esto. Aunque nuestro ritmo de vida sea frenético, necesitamos parar un momento y cuidar nuestras funciones corporales básicas, si no queremos tener que enfrentarnos a problemas peores en el futuro. Esta mujer explicaba que había tenido que introducirse los dedos en la vagina para empujar el prolapso y poder evacuar. Esto puede resultar chocante, pero muchas cosas similares suceden en la intimidad de las personas. Así que no sufras este problema en soledad y empieza a hacer algo para solucionarlo.

Otra mujer que tenía hijos pequeños me contó que era imperativo que se fumara un cigarrillo mientras tomaba café para poder evacuar. Esto resultaba cada vez más difícil, pues sus hijos se hacían mayores. Ella había «dejado» de fumar años antes y la aterrorizaba que sus hijos o su esposo la pillaran haciéndolo. Tanto si llovía como si nevaba como si hacía sol, ella se iba al final del jardín y se ocultaba para poder fumarse un cigarrillo: ¡todo para evacuar!

Defecación disinérgica
La defecación disinérgica es la incapacidad de coordinar los músculos abdominales y pélvicos para evacuar. Es un problema infradiagnosticado del cual muchas personas ni siquiera han oído hablar. Afecta aproximadamente al cincuenta por ciento de las personas que sufren estreñimiento crónico. ¿Cuántos de nosotros hemos ido al médico y le hemos dicho que creemos que no estamos evacuando correctamente? Acudimos rápidamente al médico si evacuamos con dolor o si vemos un poco de sangre en las heces, pero ¿y si nos cuesta evacuar? No creo que en ese caso acudamos al médico.

La defecación disinérgica es un tipo de disfunción del suelo pélvico y a menudo se presenta sin que haya problemas urinarios asociados, aunque algunos pacientes que vienen a verme con este problema responden a mis preguntas admitiendo que sufren un poco de incontinencia por esfuerzo. Repito que esto no es normal, ni siquiera después de haber tenido hijos, pero esta situación revela la cantidad de problemas urinarios y de vejiga infradiagnosticados que padece la población. Con un tratamiento adecuado (terapia de biorretroalimentación y, quizá, laxantes) se puede experimentar una gran mejoría. Quizá también sea necesario la realización de algunas pruebas (placas de rayos X o una resonancia magnética, o quizá te coloquen un balón en el recto para ver si lo puedes expulsar: la prueba de expulsión del balón) para poder efectuar un diagnóstico preciso.

Los síntomas del estreñimiento son:

- Esfuerzo por defecar.
- Ir al baño menos de tres veces a la semana.
- Heces difíciles de evacuar, secas o como bolitas.
- Hinchazón o calambres abdominales.
- Tener que introducir los dedos en la vagina o el ano para poder defecar.
- Sentir a menudo que no se ha vaciado el intestino.

Tratamiento para el estreñimiento
Para solucionar el estreñimiento seguramente deberás hacer varias cosas. La forma de sentarse en el retrete es más importante de lo que creemos. Muchas personas me dicen que apoyan los pies en el taburete de los niños, en el cubo de basura del baño o, incluso, sobre un par de rollos de papel higiénico. A veces simplemente suben las rodillas hasta la altura de la barbilla. Estoy

segura de que todos hemos buscado la postura en el retrete para «poder ir», quizá cuando hemos tenido prisa o sufrimos un poco de estreñimiento.

Lo único necesario es tener algo para poder levantar las rodillas por encima de la cadera para tener una posición agachada. El motivo de hacerlo así es que el intestino tiene una curva natural (el ángulo anorrectal), que es importante para mantener la continencia; el músculo puborrectal ayuda a mantener este ángulo. Así que, al defecar, el músculo puborrectal debe relajarse. A menudo, el acto de evacuar hace que el músculo se relaje y el recto se enderece. Pero estar agachado puede ayudar a relajar el músculo puborrectal un poco más para ayudarte a evacuar.

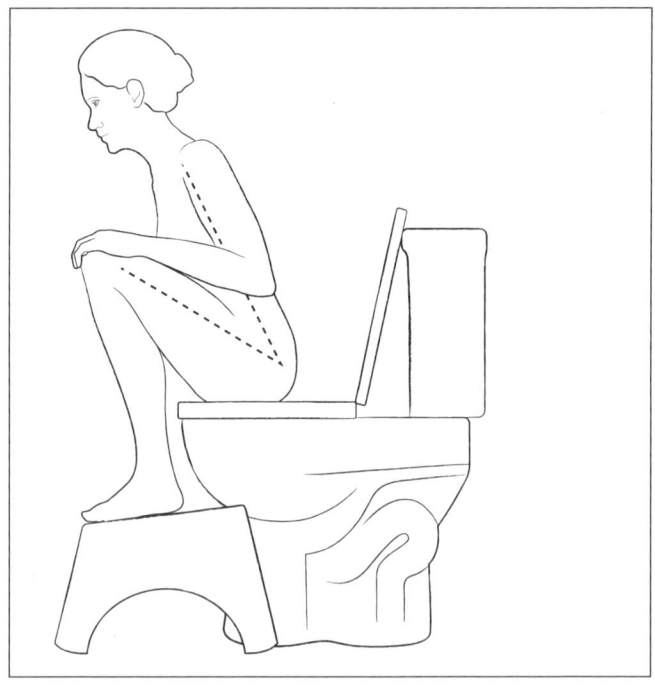

Uso de un taburete para abrir el intestino

Aunque quizá no todos lo necesitemos, casi todos mis pacientes con estreñimiento afirman que utilizar un taburete para levantar las rodillas les ayuda.

Es importante ingerir la cantidad suficiente de fibra en las comidas en forma de verdura y de cereales integrales. Puedes intentar tomar semillas de lino, comer platos menos procesados y reducir los derivados de la leche. También deberás ingerir entre un litro y medio y dos litros de líquido al día.

Por favor, desayuna por las mañanas o, al menos, toma alguna bebida. Existe lo que se conoce como reflejo gastrocólico o reflejo colónico: la bebida o la comida estimulan el intestino y nos hacen sentir la urgencia de defecar. Muchos de nosotros tomamos el desayuno o el café de la mañana a toda prisa. Así que si eres de las personas que desayunan en el coche o mientras llevan a los niños a la escuela o mientras van a trabajar en tren y te entran ganas de evacuar, no tendrás más remedio que esperar. Esto no ayuda a tu suelo pélvico y, además, tu función intestinal adquirirá una mala costumbre y sufrirás estreñimiento.

No ignores la necesidad de evacuar cuando la sientas, e intenta encontrar un momento al día para ir al baño de forma regular. ¡Procura cuidarte mejor y dedicar un rato cada día exclusivamente a tus pobres intestinos!

Intenta hacer un poco de ejercicio de forma regular. Esto no significa que debas apuntarte a un gimnasio con la mejor de las intenciones y que luego solo vayas dos veces. Significa que empieces a hacer algo que sea posible, como ir andando a la estación o bajar del autobús una parada antes. Utiliza siempre las escaleras en lugar del ascensor o sal del ascensor unos pisos antes. Serán estas pequeñas medidas las que te permitirán tener un estilo de vida más saludable y que tu intestino adquiera mejores hábitos.

Es posible que necesites laxantes y que debas consultar con tu médico o con tu farmacéutico para encontrar la medicación adecuada. Tomar laxantes no tiene nada de malo, así que no sientas vergüenza. Es mucho más importante solucionar tu estreñimiento que seguir dañándote los músculos del suelo pélvico y acabar sufriendo un prolapso o hemorroides.

El siguiente esquema se creó para ayudar a los profesionales médicos a explicar a sus pacientes qué aspecto deberían tener las heces. Es una herramienta excelente y, si no estás seguro de que tus heces tengan un aspecto saludable (como los tipos 3 y 4), echa un vistazo a este esquema, que te informará de lo que no

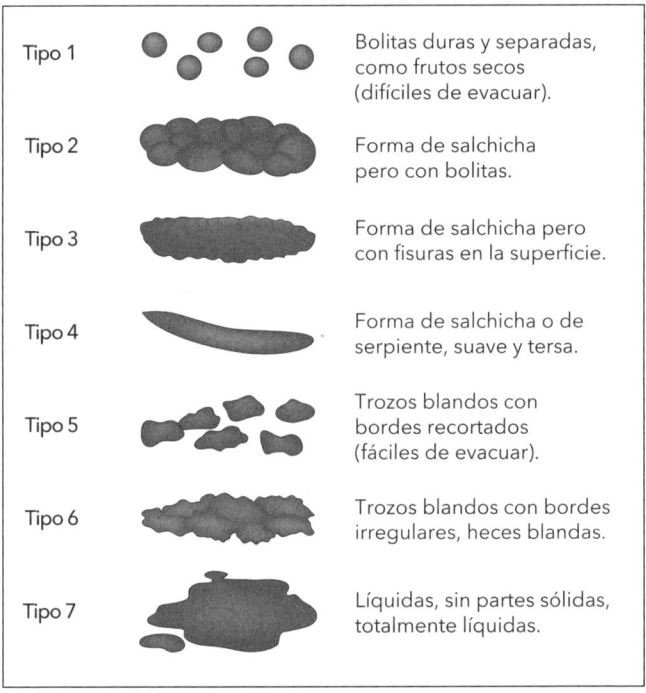

Escala de heces de Bristol

le puedes preguntar a cualquiera y que te permitirá saber si algo no va bien.

He hablado con muchas personas que sabían que el estreñimiento les dificultaba vaciar la vejiga. A veces también aparecían otros temas: por ejemplo, en los hombres, una próstata demasiado grande, y en las mujeres, fibromas o prolapso. Un estreñimiento severo también puede provocar una incontinencia fecal, así que debes buscar ayuda para manejarlo.

Síndrome de colon irritable

El síndrome de colon irritable afecta, aproximadamente, al diez por ciento de la población. Es un trastorno común que puede empezar en cualquier momento de tu vida, pero que es más habitual en la veintena o la treintena. Afecta al intestino grueso y puede presentar diferente severidad. Los principales síntomas son estreñimiento y/o diarrea, hinchazón o dolor abdominal. Es una afectación crónica y es posible que la sufras durante toda tu vida de forma intermitente. Lo importante es obtener un buen diagnóstico para, de este modo, poder manejarlo, así que acude al médico para que te haga las pruebas pertinentes.

Es posible que tengas intolerancia a la lactosa o a la fructosa. A veces puede ser debido a un excesivo crecimiento de bacterias en los intestinos. También es posible que tengas un colon lento. Si te han diagnosticado síndrome de colon irritable, podrás intentar manejar los síntomas, pero —ya que no existe un tratamiento que funcione para todo el mundo— deberás seguir los consejos del médico y encontrar los recursos que te ayuden.

Estoy segura de que algunos de vosotros habréis leído u oído hablar de la dieta FODMAP. Existen muchas pruebas de su efectividad en el manejo de los síntomas abdominales del síndrome de colon irritable* y sospecho que alguno de vosotros ya habrá dejado de comer ciertos alimentos que sabe que pueden empeorarle dichos síntomas.

FODMAP son las siglas de «fermentables, oligosacáridos, disacáridos, monosacáridos y polioles». Se trata de un grupo de azúcares simples y complejos que el cuerpo no absorbe demasiado bien y que se encuentran en las verduras, la fruta, la leche y el trigo. Si quieres probar la dieta FODMAP, deberías consultar a un dietista, puesto que es muy importante que sigas ingiriendo alimentos que te permitan obtener una nutrición correcta.

Por otro lado, el síndrome de colon irritable puede provocar disfunción del suelo pélvico. Esto es debido principalmente al estreñimiento, pero el hecho de sufrir diarrea de forma repetida también puede originar debilidad en los músculos del suelo pélvico. Es un trastorno que, habitualmente, aparece a una edad temprana, así que seguramente lo sufrirás durante muchos años. Por tanto, es importante que no te olvides nunca de hacer los ejercicios de suelo pélvico.

Hemorroides

Las hemorroides son unas venas que se hinchan, crecen y se inflaman en el recto o alrededor del ano. Pueden aparecer durante el embarazo y, en especial, durante el tercer trimestre, pero es posible que estos síntomas desaparezcan después del parto. Quizá no haya una causa muy clara, pero el sobrepeso podría ser

---

* Hill, P., Muir, J. G. y Gibson, P. R.: «Controversies and recent developments of the low-FODMAP diet», en *Gastroenterology and Hepatology*, en enero de 2017, 13(1), pp. 36-45.

uno de los factores que influyeran en su aparición, al igual que la edad, puesto que al envejecer nuestros tejidos se debilitan. También hay que evitar pasar mucho rato leyendo el periódico en el baño, ya que esto permite que las venas del ano se llenen de sangre y, por tanto, sufran una presión mayor. Y, por supuesto, esforzarse por defecar también es un factor que influye fuertemente en esta aflicción.

Es posible que las hemorroides sean internas y que no sepas que las tienes hasta que sangren o te duelan: como siempre, si ves un poco de sangre, debes visitar al médico por muy incómodo que te resulte. Las hemorroides externas son más visibles y es posible que provoquen picor o dolor.

Si no son tan graves como para justificar una visita al médico, sigue los consejos que encontrarás a continuación para tratar el estreñimiento (ver página 161). El siguiente paso sería probar las cremas o supositorios que pueden encontrarse en las farmacias. Y si estos no funcionan, el médico puede recetarte algún fármaco más fuerte.

Existe una solución quirúrgica que consiste en realizar una ligadura con una banda elástica. Se trata, sencillamente, de colocar una banda alrededor de las hemorroides para cortar el flujo de sangre; entonces las hemorroides se secarán y se desprenderán del cuerpo. Si sufres hemorroides severas, quizá necesites una hemorroidectomía, una operación para eliminarlas. Pero este sería el último recurso, después de haber probado todos los demás.

Una amiga me contó, que cada vez que se mudaba de casa (lo cual hacía constantemente debido a que su esposo estaba en el ejército), sufría un estreñimiento terrible, lo que, inevitablemente, le provocaba hemorroides. Así que cada vez iba a un médico distinto, al cual le tenía que mostrar el trasero. Mi amiga me dijo que, después de unas cuantas veces, tuvo que superar la vergüenza y ponerse manos a la obra. Espero que esta honesta confesión te resulte de ayuda para hacer lo mismo.

Fisuras anales

Las fisuras anales son unos pequeños desgarros o pequeñas úlceras en la entrada del ano. Es posible que sangren al limpiarte. Si tienes este problema, te resultará difícil evacuar, puesto que el dolor puede ser muy fuerte. Es habitual que se curen en unas cuantas semanas, pero también pueden hacerse crónicas. Para tratar las fisuras anales, sigue el tratamiento para el estreñimiento (ver página 161).

A veces, las cremas pueden resultar útiles, pero busca siempre el consejo del médico para asegurarte de que sigues el tratamiento adecuado. Al igual que sucede con las hemorroides, la solución quirúrgica siempre será el último recurso.

Ventosidades incontroladas

Todos tenemos ventosidades durante el día. El promedio es tener entre cinco y quince al día. En general, las expulsamos en silencio o cuando no hay nadie alrededor. Pero si esto empieza a sucederte sin ningún tipo de control, por favor, no creas que es el fin del mundo. Se puede tratar e, incluso, solucionar. Normalmente se hace con una combinación de cambios en la dieta, buenos hábitos de evacuación y rehabilitación del suelo pélvico. Si es apropiado, a veces también se recurre a la estimulación eléctrica para mejorar el tono muscular de los músculos excesivamente débiles y, posiblemente, del daño producido en los nervios después del parto.

He tratado a muchas mujeres que se esforzaban para controlar las ventosidades, puesto que son muy vergonzosas en público y pueden ser muy desagradables con los miembros de la familia. Una de mis pacientes me contó que, cuando le sucede eso, casi siempre es debido a que ha ingerido germinados u otros alimentos que sabe que le provocan este problema. Pero también afirmaba que, después de estar haciendo los ejercicios de suelo pélvico durante una semana, la situación mejoró mucho. Otra de mis pacientes me explicó un episodio que acababa de sucederle con su nieto, que le había pedido que le leyera un cuento. En el momento en que se agachó para coger el libro, no pudo controlarse y se le escapó una sonora ventosidad. Su nieto abrió mucho los ojos y dijo: «Oh, señora Pedo». Ella sonrió al oírlo, pero me dijo que deseaba desesperadamente empezar los ejercicios de suelo pélvico para que no volviera a sucederle jamás nada parecido.

Incontinencia y urgencia fecal

La urgencia fecal es un deseo urgente de evacuar, mientras que la incontinencia fecal es la pérdida de control de la evacuación fecal. Si crees que se trata de una complicación poco frecuente, las estadísticas demuestran que, aproximadamente, el diez por ciento de las mujeres sufren de una de ambas alteraciones o de ventosidades incontrolables después de dar a luz.

La incontinencia fecal es una situación que altera la vida de forma radical. Puede aparecer después del parto, en especial si se ha tenido un desgarro de tercer o cuarto grado (daño obstétrico o de esfínter). Tiene que ver con el daño sufrido en el esfínter y, en el desgarro de cuarto grado, el desgarro se hace más grande y daña el ano y, posiblemente, el mismo recto. Es más probable que esto suceda en las madres primerizas de más de treinta y cinco años que tienen bebés grandes y con los partos asistidos por fórceps o ventosa.

Si estás leyendo esto y sufres pérdidas fecales, urgencia o incontinencia fecal, por favor, busca ayuda. Sea como sea, no sufras en silencio.

Existen varias estrategias para mejorar la situación. Los ejercicios de suelo pélvico son obligatorios, y yo recomendaría empezar con estimulación eléctrica de los músculos. Si existe un daño irreparable en los nervios que controlan la continencia, hará falta una estrategia de gestión. Esto puede resultar difícil, en especial con un recién nacido.

Por supuesto, tener acceso al baño en todo momento es vital.

Algunos alimentos pueden empeorar la situación. Si ya sigues una dieta sana, sería buena idea que llevaras un diario de tus comidas durante una semana por lo menos para ver si hay algo que pueda estar empeorando el problema.

Tratamientos para la urgencia y la incontinencia fecal
Tapón anal
Puedes llevar un tapón anal para aumentar la sensación de seguridad. En el mercado existen unos cuantos (Renew y Peristeen, para mencionar solo dos). Algunos pueden conseguirse directamente en las farmacias, mientras que otros requerirán una prescripción médica.

Loperamida (imodium)
Se trata de un fármaco que puede obtenerse directamente o con receta médica. Es bastante útil para controlar la urgencia o la incontinencia fecal. Puede tomarse según sea necesario, por ejemplo, en caso de que necesites acudir a un compromiso importante. Se utiliza para tratar la diarrea y puede hacer más lento el

proceso de evacuación o hacer que evacues menor cantidad. De todas maneras, no es aconsejable tomarlo en algunas situaciones —por ejemplo, si estás embarazada—, así que es importante leer las indicaciones y hablar con el médico o el farmacéutico antes de tomarlo.

Irrigador Peristeen
Esta y otras marcas de irrigación anal pueden resultar de gran ayuda. Algunas de ellas solo se pueden comprar con prescripción médica, pero en todos los casos es necesario aprender a utilizarlas de forma correcta bajo las instrucciones de un profesional de la salud. Estos irrigadores vacían el recto: se inserta un pequeño catéter en el ano mientras la persona está sentada en el retrete. Al irrigar el recto con agua, este siente la estimulación de vaciarse. Es posible hacerse una irrigación cada día o cada dos días, según el tipo de problema concreto que se sufra. Si uno padece un estreñimiento severo o una incontinencia fecal, la irrigación puede mejorar mucho la calidad de vida, puesto que se puede utilizar en cualquier momento que convenga y esto ofrece la libertad de seguir con la vida cotidiana sin tanta preocupación de sufrir un percance. Tuve una paciente que trabajaba en una oficina y que tenía mucho miedo de sufrir un accidente de este tipo en el trabajo. Realizándose una irrigación de recto antes de salir de casa fue capaz de manejar el problema y de continuar con su trabajo.

Neuromodulación (estimulación del nervio sacro)
Consiste en colocar un pequeño aparato eléctrico bajo la piel, normalmente en la parte superior de una de las nalgas. Esto puede ayudar a los músculos y a los nervios del ano para que trabajen mejor. Es una técnica que puede probarse si todos los demás

métodos más conservadores han fallado. Es un tratamiento mínimamente invasivo, pero debe realizarse en un hospital y a manos de un especialista que pueda ayudarte a manejar la incontinencia.

Estimulación del nervio tibial
Puede resultar de ayuda en caso de padecer urgencia o incontinencia fecal (ver capítulo 4).

Cirugía
La cirugía para tratar la incontinencia fecal siempre es el último recurso. Implica someterse a una operación para reparar los músculos del ano que están dañados. El procedimiento que se realiza de forma más frecuente es la esfinteroplastia.

10

Todos tenemos suelo pélvico: consejos para los hombres

El suelo pélvico masculino es una cama de musculatura que abarca desde el coxis hasta el hueso púbico y se extiende entre los huesos sobre los que te sientas, a un lado y a otro. Es una estructura muy importante, pero seguro que nunca le habrás prestado mucha atención si no te ha dado problemas. Tanto la uretra como el ano pasan por el suelo pélvico, y este trabaja para mantener la continencia de orina y de heces, para impedir las ventosidades en momentos inadecuados y, además, tiene un papel muy importante para mantener la erección y tener un orgasmo.

A lo largo de la historia se ha hablado del suelo pélvico masculino. Ya se hablaba de él en los manuscritos egipcios del año 1500 a. C, época en que se utilizaban hojas de papiro para «limpiar la constante salida de orina».* En el siglo XVII se fabricaban pequeños orinales con vejiga de cerdo que se llevaban sobre el pene para

---

* Chong, J. y Simma-Chiang, V.: «The leaky faucet: a history of the treatment of male urinary incontinence», en *Journal of Urology,* mayo de 2017, vol. 197, p. 1.063.

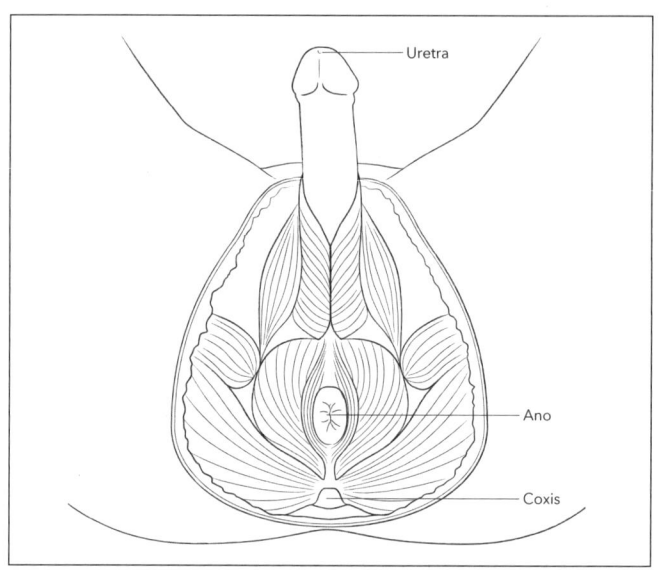

Suelo pélvico masculino

atrapar las pérdidas de orina. También en esta época se inventaron las primeras pinzas penianas para prevenir dichas pérdidas. Seguramente todo esto debió de significar un gran paso para evitar el hecho de ir con ropa mojada, en especial en un tiempo en que no había lavadoras automáticas.

A principios del siglo xx empezamos a utilizar los orinales hechos de caucho. Todavía se utiliza este método hoy en día en forma de una funda de pene y bolsa; por supuesto, ahora están hechas de silicona médica, funcionan mucho mejor, son más cómodas y más fáciles de utilizar. En 1929, Frederick Foley inventó el primer catéter con autoanclaje en el balón. Casi cien años después, el catéter que se utiliza todavía se llama «catter de Foley». Para el tema que aquí nos ocupa, este sería el último recurso de todos para tratar la incontinencia urinaria, pero cabe remarcar que fue un invento fantástico y su diseño original ha perdurado hasta nuestros días casi sin alteraciones. Ahora también tenemos la posibilidad de elegir entre pinzas para el pene, recolectores urinarios y compresas masculinas diseñadas para la vida moderna.

La incontinencia urinaria afecta aproximadamente al diez por ciento de la población masculina. La cifra fluctúa según el tipo de cuestionario que se realiza a los hombres y todavía sigue siendo un problema difícil de admitir. Muchas mujeres me comentan que desearían que sus maridos vinieran a verme; a veces consiguen convencerlos y a veces no, a pesar, incluso, de que saben que el tratamiento les ha ido bien a sus esposas.

Quizás hayas visto que, algunas veces, los textos se refieren a este tema con la expresión de «síndrome prostático»; con este término se hace referencia a una serie de síntomas que se presentan cuando existe alguna alteración de la próstata. Según la revista médica *British Medical Journal*, aproximadamente el treinta por ciento de los hombres de cincuenta años tiene síntomas del síndrome prostático, que pueden ser más leves o severos, según el caso. Lo cual supone 3,4 millones de hombres en el Reino Unido y 24 millones de hombres en toda Europa. Por favor, no seas uno de ellos.

Incontinencia por estrés

Este problema aparece frecuentemente después de una prostatectomía radical (ver página 185) para tratar el cáncer de próstata.

También puede aparecer después de una resección transuretral de la próstata o una cirugía láser de próstata. Ambas intervenciones se practican para tratar las afecciones de próstata benignas con el objetivo de mejorar el flujo de orina en el caso de que la próstata haya aumentado de tamaño y obstruya la salida de la orina. Aproximadamente un dos por ciento de los hombres sufren algún grado de incontinencia después de estos procedimientos, y lo más frecuente es que se trate de incontinencia por esfuerzo. En casi todos los casos, la solución está en los ejercicios de suelo pélvico.

El estreñimiento y el hecho de tener que esforzarse para evacuar, el sobrepeso y toser demasiado son factores que pueden contribuir a agravar el problema, y todos ellos empeoran en los pacientes operados. Así que, si van a practicarte una prostatectomía radical o una cirugía láser de próstata y tienes sobrepeso, estreñimiento o tos (quizá por culpa del tabaco), ahora es el momento de solucionar estos temas.

Incontinencia de urgencia

Es posible que la incontinencia de urgencia sea causada por una cirugía de próstata o que aparezca de forma inexplicable. Te puede suceder si sufres estrés, si estás preocupado por tu trabajo o por tu relación sentimental. También puede aparecer después de ingerir una cantidad exagerada de cafeína, bebidas gaseosas o alcohol. A veces tiene relación con la medicación que puedas estar tomando para tratar una enfermedad determinada, como puede ser la enfermedad de Parkinson, la apoplejía o la esclerosis múltiple, por nombrar solamente algunas. Puede resultar un problema muy desconcertante y, por desgracia, socialmente es poco comprendido. A pesar de ello se puede tratar, así que consulta los consejos que ofrezco en el capítulo 4.

Espero que la historia que voy a contar a continuación te haga sentir menos solo: uno de mis pacientes que trabajaba en un entorno extremadamente estresante vino a verme, desesperado. Había consultado en Internet su problema y se había asustado mucho después de leer un montón de cosas que no tenían nada que ver con lo que le sucedía a él. Durante la infancia mojó la cama hasta que cumplió los catorce años. A partir de ese momento, su vejiga se había comportado razonablemente bien, aunque iba al baño cada hora y sus amigos lo llamaban «vejiga pequeña». A pesar de todo, el problema era manejable y no sufría incontinencia. Después de la universidad, empezó a trabajar en una oficina en la que se bebía mucho café y se celebraban muchas reuniones. A partir de ese momento, su problema empeoró y cuanto más se preocupaba por ello, más empeoraba. De vez en cuando ya no llegaba a tiempo al baño y había sufrido algunos accidentes.

Mi paciente había visitado a un urólogo y se había hecho todas las pruebas necesarias para descartar problemas subyacentes, entre ellos un estudio urodinámico (es una prueba que analiza el funcionamiento de la vejiga, la uretra y los esfínteres; también observa qué sucede en la vejiga cuando se llena y cuando se vacía). Se le diagnosticó vejiga hiperactiva, así que empezó a tomar medicación para tratarla.

En parte, se sentía muy aliviado por haber encontrado la causa de su problema. Le aconsejaron que viniera a verme, y le enseñé los ejercicios de suelo pélvico y el entrenamiento de vejiga.

Mi paciente estaba decidido a mejorar sus síntomas, y ahora ya no sufre ningún percance y ha empezado a tomar la medicación en días alternos. La realización de los ejercicios de suelo pélvico le ha permitido tener la seguridad de que podrá asistir a una reunión entera, y el entrenamiento de vejiga le ha ayudado a aumentar la capacidad de la vejiga, así que ahora necesita orinar con menor frecuencia. Además, reducir la ingesta de café también parece que ha sido de ayuda. El tratamiento le ha devuelto la vida de siempre.

Incontinencia por rebosamiento

La incontinencia por rebosamiento puede presentar los siguientes síntomas:

- Goteo de orina.
- Dificultad para empezar a orinar.
- Necesidad de empujar con los músculos del suelo pélvico para orinar. A menudo, esto sucede cuando la próstata ha aumentado de tamaño. Es necesario llevar a cabo un tratamiento, porque podría provocar un agrandamiento de la vejiga e impedir que esta vuelva a funcionar con normalidad.

En mi consulta han tratado a muchos hombres que han tenido que acudir a Urgencias porque no podían orinar. Cualquiera que haya pasado por esto te podrá decir que es extremadamente doloroso. Así que la moraleja de la historia es que hay que buscar ayuda antes de acabar como uno de mis pacientes, que sufrió la agonía de no poder orinar durante un vuelo a Nueva York.

Nocturia

La nocturia es la necesidad de levantarse más de una vez por la noche para orinar. Levantarse con frecuencia durante la noche para orinar, sobre todo si tienes más de cincuenta años, es, a menudo, un síntoma de una próstata demasiado grande. Si este es tu caso, ha llegado el momento de visitar al médico antes de que la próstata crezca más. Pero también existen otras causas que provocan la nocturia. Puede tratarse de una vejiga hiperactiva, una infección o, posiblemente, el hecho de estar pasando por un periodo de ansiedad. También podría ser la consecuencia de algún fármaco, o de alguna afección médica subyacente como la diabetes. Podría tratarse de algo muy sencillo, como un exceso de café o de alcohol antes de ir a dormir. También podría deberse al simple hecho de hacerse mayor. Sea cual sea el motivo, es necesario descubrir qué es lo que está sucediendo.

Enuresis nocturna
Sucede cuando se moja la cama. Es un tema serio y muy angustiante. Podría ser debido a que no estás vaciando adecuadamente la vejiga o a que tengas una infección de orina. A veces no parece existir una causa clara o, simplemente, puede aparecer durante un periodo de mucho estrés. Al igual que sucede con la nocturia, es posible que tengas una vejiga pequeña o hiperactiva. También podría ser debido a un exceso de alcohol o de bebidas con cafeína. Sea cual sea la causa, busca ayuda médica.

Residuo posmiccional

El residuo posmiccional puede dejarte una mancha en el calzoncillo o, peor aún, en el pantalón. ¿Cuántos de vosotros, mientras estabais en el lavabo para hombres, no habéis visto (aunque intentarais no mirar) a algún hombre que agitaba y tiraba del pene para sacar hasta la última gota de orina? ¿O quizá tú también lo has hecho?

El residuo posmiccional puede aparecer en las mujeres, aunque es mucho menos frecuente que en los hombres. Aparece cuando la musculatura no cierra bien después de orinar y se produce una pequeña pérdida de orina. Puesto que la uretra masculina tiene unos veinte centímetros de longitud, siempre se acumula una pequeña cantidad de orina en ella que va goteando mientras te mueves.

Es un problema muy molesto y del cual, definitivamente, no se habla en las cenas con amigos. ¿Cómo se puede acabar con él?

Recuerdo a un paciente que vino a verme con este problema. Había empezado poniéndose papel de cocina en el calzoncillo, pero con ello solo conseguía mantener la humedad y que se le irritara la piel. Así que después utilizó las compresas de su compañera, que cortaba en dos para colocárselas en el calzoncillo: no era la solución ideal, pero ¡afirmaba que le había ayudado a ser consciente de lo que las mujeres debían soportar cada mes! Había vivido así durante dos años. Cuando lo visité, le hice una prueba de vejiga con ultrasonidos para ver si la estaba vaciando adecuadamente y un análisis de orina por si había infección. También le prescribí una rutina de ejercicios de suelo pélvico y un ordeñado de la uretra o masaje de la uretra bulbar (ver más adelante).

También le aconsejé que siguiera una dieta, puesto que tenía sobrepeso. Ahora está mucho mejor: el residuo ha cesado y está muy satisfecho. Continúa realizando los ejercicios de suelo pélvico cada día, puesto que no quiere volver a sufrir este problema. Ha recuperado el control de su vejiga. En este caso no estaba muy claro cuál era la causa de su problema, pero es probable que fuera el exceso de peso.

Algunos consejos para manejar el residuo posmiccional:

- Realiza los ejercicios de suelo pélvico.
- Intenta orinar sentado.
- Prueba el ordeñado de uretra: coloca dos dedos detrás de los testículos e intenta ordeñar las últimas gotas de orina, apretando el perineo mientras mueves los dedos lentamente hacia arriba y hacia abajo.
- Lleva calzoncillos holgados para evitar la presión en la zona del perineo, pues esto podría hacer que saliera orina de la uretra y provocar el goteo.

Glándula prostática

Un estudio reciente llevado a cabo por la Urology Foundation desveló que dos terceras partes de las personas del Reino Unido no saben cuál es la función de la próstata.

La glándula prostática es una pequeña glándula que tiene aproximadamente el tamaño de una avellana y que solamente se encuentra en los hombres. Las mujeres no tienen esta glándula. La uretra la atraviesa para que la orina salga de la vejiga. La próstata segrega un líquido que ayuda a nutrir el esperma y que forma parte del semen, que sale por el pene durante la eyaculación. A medida que los hombres envejecen, la glándula prostática se hace mayor y puede empezar a dar problemas.

Sabemos que aproximadamente el cincuenta por ciento de los hombres que se encuentran alrededor de los sesenta años y que el ochenta por ciento de los hombres que se encuentran entre los setenta y los noventa años tienen una próstata agrandada; esta es una cifra muy alta. No todos los hombres que tengan agrandamiento de próstata necesitarán hacer algo al respecto, pero si

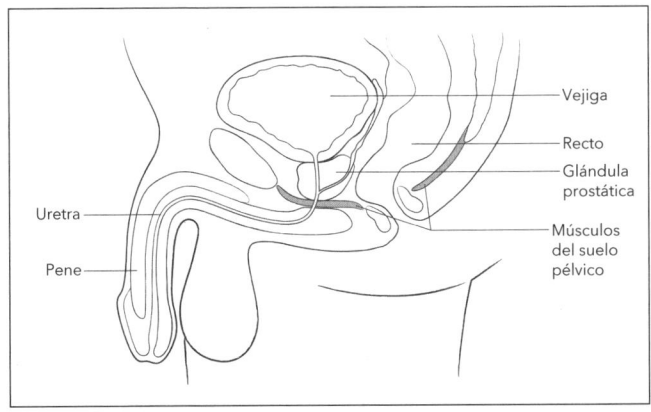

Próstata

aparece algún síntoma, sí será necesario buscar ayuda. Los síntomas pueden ser: la expulsión de pequeñas cantidades de orina con mucha frecuencia y con sensación de urgencia, el hecho de tardar mucho en orinar y que el flujo de orina se haya reducido a un goteo continuado, la dificultad en el momento de empezar a orinar y la necesidad de levantarse por la noche para orinar más de una vez o más que antes. Es posible que la dificultad por orinar y la dificultad por acabar de vaciar la vejiga pueda producir una infección de orina. Todo esto son señales de que es necesario consultar a un médico para iniciar algún tipo de tratamiento. Estos síntomas también podrían ser señal de cáncer de próstata, así que es muy necesario hacerse unas pruebas.

Es posible que te pidan que rellenes un cuestionario llamado «escala IPSS» o «escala internacional de síntomas prostáticos». Consiste en una serie de preguntas que resultan útiles para evaluar la severidad de los síntomas y decidir cuál sería el mejor tratamiento.

Tratamiento para el agrandamiento de la próstata

Hay diferentes maneras de tratar un agrandamiento de la próstata, según sea la severidad de los síntomas.

- Existen fármacos que relajan y empequeñecen la próstata y que mejoran el flujo de orina.
- Cambios en el estilo de vida como reducir las bebidas gaseosas y evitar la cafeína o el alcohol, en especial a última hora de la tarde.
- Probar la técnica de doble vaciamiento (ver página 42).
- Sentarse para orinar.
- Evitar sufrir estreñimiento, pues esto puede afectar mucho el flujo de orina.
- Mejorar la dieta e intentar perder peso si se sufre sobrepeso.

El médico y tú podéis decidir utilizar estos procedimientos con o sin medicación y esperar a ver cómo reaccionas. Si la situación no mejora, se puede probar con la cirugía, pero esta debe ser siempre el último recurso.

Resección transuretral de la próstata

Esta cirugía se realiza para tratar un agrandamiento benigno de la glándula de la próstata. Habitualmente se lleva a cabo después de haber aplicado tratamientos más conservadores como los anteriormente mencionados. Generalmente implica una corta estancia en el hospital y, en la mayoría de los casos, anestesia general. La cirugía se realiza por el pene. El urólogo extirpa pequeñas porciones de la próstata que impiden el flujo correcto de la orina. Este procedimiento también puede realizarse con un láser, y en este caso también se efectúa por el pene.

Es extraño que esta cirugía se practique en hombres menores de cuarenta años. Es mucho más común hacerla en hombres a partir de los cincuenta; en el Reino Unido alrededor de quince mil hombres se someten al año a esta intervención.

No tengas miedo de buscar ayuda. Digo esto después de cuarenta años de experiencia tratando a hombres que tenían mucho miedo de los posibles efectos de una resección prostática, entre los cuales puede encontrarse una eyaculación retrógrada (es decir, que durante el orgasmo el semen entre en la vejiga en lugar de salir por el pene). A veces, el miedo consiste en soportar la vergüenza de hablar de sus problemas urinarios con un médico.

En algunos de estos casos, la próstata ha obstruido el flujo de orina hasta tal punto que la vejiga se ha agrandado y ya no puede vaciarse. A veces, esto implica que, incluso después de la cirugía, no podrás vaciar la vejiga, pues esta ha estado comprimida durante demasiado tiempo y necesitarás un catéter para vaciarla.

Si alguno de vosotros estáis leyendo esto y hace meses que pensáis que deberíais haber ido al médico, no dejéis pasar ni un minuto más. Si el hecho de haber hablado de este tema aquí impide que un solo hombre siga permitiendo que su vejiga se haga más grande, habrá valido la pena.

Uno de mis pacientes sufrió incontinencia por esfuerzo después de seguir un tratamiento con láser para reducir el tamaño de la próstata. Me escribió contándome su experiencia, y me ha autorizado a citar algunas de sus frases aquí:

«La primera vez que mi próstata se hizo notar fue cuando tenía alrededor de cincuenta y cinco años, cuando el hecho de orinar dejó de ser lo que había sido hasta entonces. Lo que siempre había sido un potente chorro se redujo a un goteo, y necesitaba tres o cuatro intentos y mucho esfuerzo para vaciar la vejiga. Al igual que la mayoría de los hombres que se encuentran con problemas en esa zona del cuerpo, me invadió una gran vergüenza y no lo hablé con nadie.»

Al final fue necesario realizarle la cirugía con láser dos veces, primero en 2005 y, de nuevo, en 2012. Fue después de la segunda operación cuando empezaron los problemas.

«No había experimentado incontinencia después de la primera cirugía, así que eso era lo último que me esperaba. Si estaba sentado o tumbado sin moverme, todo iba bien. Pero cualquier esfuerzo o ansiedad la provocaba.»

Cinco meses después vino a mi consulta y empezó a mejorar gracias a la rehabilitación del suelo pélvico.

Este paciente afirma: «La incontinencia por estrés femenina se comenta de forma abierta, incluso de forma alegre, en los anuncios de televisión. Pero nunca dicen nada de la versión masculina».

Espero que alguno de los que estáis leyendo esto y estéis sufriendo síntomas os deis cuenta de que no estáis solos. Empezad siguiendo los consejos que he dado antes y espero que esto os dé el valor de buscar la ayuda que necesitáis.

Prostatectomía radical

Una prostatectomía radical se realiza en caso de sufrir cáncer de próstata. Es una intervención para extirpar la próstata entera y se puede llevar a cabo realizando una incisión en el estómago o con una intervención laparoscópica o con cirugía robótica. Requiere una estancia hospitalaria y una anestesia general, así como un periodo posterior de recuperación. La recuperación será más rápida si te has preparado antes de la cirugía, manteniéndote tan en forma y saludable como sea posible. Pero recuerda que se trata de una operación importante, así que no te precipites en hacer demasiadas cosas demasiado pronto y escucha tu cuerpo. Si sufres una gran incontinencia por esfuerzo y tienes que ponerte varias compresas al día, quizá no deberías ir a jugar al golf ni ir corriendo a la oficina y sí deberías descansar un poco más.

Algunos estudios indican que realizar los ejercicios de suelo pélvico antes de una cirugía radical de próstata es beneficioso y resulta de gran ayuda durante los tres primeros meses después de la operación.* Así que, si te van a realizar una prostatectomía radical, deberías empezar una rutina de ejercicios inmediatamente. Llevarlos a cabo te ayudará a entender, antes de la operación, dónde se encuentran los músculos y cómo trabajan. Después de la intervención seguramente tendrás molestias y de-

---

* Chang, J. I., Lam, V. y Patel, M.: «Preoperative pelvic floor muscles exercise and postprostatectomy incontinence: a systemic review and meta-analysis»; en *Journal of European Urology*, marzo de 2016, 69(3), pp. 460-467.

berás recuperarte de la cirugía. Por eso mismo, sí ya sabes cómo realizar los ejercicios de suelo pélvico, te serán de gran ayuda. Irás por delante del proceso. Es extremadamente importante que aprendas a hacer los ejercicios y que los hagas religiosamente.

Es posible que después de una prostatectomía radical sufras un poco de incontinencia urinaria o cierta disfunción eréctil. La incontinencia más habitual en estas situaciones es la incontinencia por esfuerzo (ver página 50) y normalmente ocurre al moverte, así que no vas a mojar la cama ya que estando tumbado es raro que se produzca. A menudo, los hombres me comentan que les sucede cuando se inclinan hacia delante para secarse los pies después de la ducha, lo cual es muy frustrante. También puede producirse con un estornudo, al toser, al reír o al bajar del coche o realizar algún movimiento brusco. Y, en algunos casos, empeora al final del día, al tener un orgasmo o con la excitación sexual. Pero si esto te sucede, no tengas miedo.

Hace unos años visité a un caballero que se había sometido a una prostatectomía radical. Ya le había visitado antes de la operación y le había enseñado los ejercicios de suelo pélvico. Luego le volví a visitar después de la operación y él ya estaba haciendo los ejercicios. Estaba en forma, era delgado, enérgico y hacía poco que había vendido su negocio, así que disponía de mucho tiempo libre. Al cabo de unos meses vino a verme a la clínica con un gran sentimiento de pesadumbre. Seguía necesitando tres compresas al día y quería saber qué debía hacer.

Tuvimos una larga conversación sobre lo que había estado haciendo hasta ese momento. Había empezado a jugar al tenis con sus amigos cuatro veces por semana. Esto no habría sido tan importante si él hubiera sido un mal jugador, pero era bueno, muy bueno en realidad. Y, como resultado, se había esforzado demasiado en la cancha y eso había retrasado la recuperación de la incontinencia. Dejó el tenis durante un mes, se esforzó mucho con los ejercicios de suelo pélvico y, además, aplicamos un poco de estimulación eléctrica. Al cabo de tres meses ya estaba mejor y podía jugar al tenis sin ponerse límites.

Otro de mis pacientes también se había sometido a una prostatectomía radical a causa de un cáncer de próstata y vino a verme cuatro semanas después. Estaba totalmente desolado, debía ponerse cinco compresas al día y pensaba que pasaría toda la vida así. También tenía mucho dolor en la zona del perineo y en la entrepierna. Le expliqué que eso podía ser muy normal al principio de la etapa posoperatoria. En su esfuerzo por recuperarse y retomar su vida anterior, había sobrecargado los músculos de su pobre suelo pélvico.

Es evidente que la recuperación de una cirugía robótica o laparoscópica es mucho más rápida que la de una cirugía convencional, puesto que es mucho menos invasiva. El hecho de que el proceso sea rápido y te sientas bien puede hacer que te resulte difícil comprender que puedas tener incontinencia por esfuerzo, por qué sufres una pequeña pérdida cada vez que te levantas de la silla o, peor aún, si después de dar un paseo a última hora de la tarde llegas a casa con el calzoncillo humedecido. Esto sucede porque el esfínter de la uretra está débil debido a la operación.

El problema reside en que no puedes ver cómo funciona este esfínter, pues se encuentra en el interior del cuerpo. Si el resto del cuerpo se recupera tan deprisa, resulta difícil de comprender por qué esa parte interna no funciona con normalidad, por mucho que te hayan dicho que este es uno de los efectos de la operación.

Le expliqué todo esto a mi paciente, y también le dije que hacer los ejercicios de suelo pélvico en exceso no haría que su recuperación fuera más rápida. Así que decidió dejar descansar la musculatura durante dos días, empezó a tumbarse una hora después de comer y luego retomó los ejercicios de suelo pélvico siguiendo mis instrucciones (ver capítulo 2). Cuatro semanas después vino a verme de nuevo: ya no tenía pérdidas y estaba encantado. Todavía continúa llevando una compresa cuando sale, de momento, pero es «por si acaso». Sospecho que pronto podrá dejar de llevarlas.

Siempre les aconsejo a mis pacientes que se han sometido a una cirugía radical de próstata que continúen haciendo los ejercicios de suelo pélvico durante toda la vida.

Existen otros tratamientos para el cáncer de próstata, como la radioterapia, los tratamientos hormonales y la braquiterapia. Sea cual sea el tratamiento al que te estés sometiendo, es buena idea hacer los ejercicios de suelo pélvico, pues todos estos tratamientos pueden causar problemas urinarios y disfunción eréctil.

Síndrome de dolor pélvico crónico o prostatitis crónica no bacteriana

Quiero comentar un poco este problema, puesto que los músculos del suelo pélvico pueden utilizarse de forma diferente para aliviar los síntomas, más bien concentrándose en soltar y relajar los músculos.

Las causas del síndrome de dolor pélvico crónico o prostatitis crónica no son muy comprendidas. Es posible que se dé como consecuencia de una infección o de una inflamación de la glándula prostática. Se produce más frecuentemente en hombres jóvenes, entre los treinta y los cincuenta años, y muchas veces es difícil de tratar. Es un problema que no comporta una amenaza para la vida, aunque sí puede resultar limitante y debilitante. Los síntomas pueden ser dolor o molestias alrededor del pene (a menudo, en la punta), en los testículos, en el ano o en la parte baja del abdomen. Quizá la micción resulte dolorosa, o sientas dolor después de practicar sexo. También es posible sufrir disfunción eréctil.

No existe un tratamiento estrella para el dolor pélvico crónico, pero se pueden hacer muchas cosas para mejorar los problemas que provoca y para aliviar el dolor. Quizá necesites visitar a un urólogo y tomar antibióticos u otra medicación. A veces también es útil visitar a un especialista del dolor.

Algunos consejos mientras esperas la visita con el especialista:

- Toma medidas para evitar el estreñimiento, pues esto puede agravar el problema (ver capítulo 9).
- Intenta una técnica conocida como «ejercicio de suelo pélvico reverso» o «Kegels reverso» para relajar el suelo pélvico, pues en tu caso no se recomienda realizar los ejercicios de suelo pélvico normales. Consiste en intentar relajar el esfínter anal mientras imaginas que orinas. Intenta hacer este ejercicio una vez al día y ve aumentando las sesiones hasta que lo hagas tres veces al día. No existe un número exacto de veces diarias que sea recomendable, así que hazlo de forma regular si ves que te ayuda y deja de hacerlo si los síntomas empeoran.
- Es posible que la acupuntura, la fitoterapia y, a veces, los masajes o la hipnoterapia sean útiles. Pero siempre es mejor consultarlo con el médico por si pudieran afectar a algún tratamiento que te hubiera prescrito.
- Puede ser útil seguir una terapia psicológica, pues es muy duro manejar el dolor crónico. Cuando te rompes una pier-

na, todo el mundo expresa mucha empatía, pero el dolor crónico del que solamente tú eres consciente es mucho más difícil que despierte comprensión y empatía. Esto hace que resulte mucho más difícil de manejar. Así que, por favor, busca ayuda si necesitas hablar con alguien.

Eyaculación precoz

Este es un tema muy importante, así que consulta la información del capítulo 8.

Cómo manejar la incontinencia urinaria

Existen varias maneras de manejar el problema de la incontinencia urinaria en los hombres.

Compresas de incontinencia

Es la forma más fácil de abordar las pérdidas de orina. Existen muchas marcas, formas y tamaños de compresas. Pueden ser de un solo uso o reutilizables, así que tú decides cuál prefieres y cuál te resulta más cómoda. Puedes encontrarlas en las farmacias, en Internet e, incluso, en el supermercado. También es posible que algún tipo se pueda conseguir sin coste en la Seguridad Social.

Muchas veces me encuentro con hombres que llevan compresas femeninas. Es terrible, puesto que estas compresas no encajan en la anatomía masculina ni en su ropa interior. Y, hablando de ropa interior, deberás adquirir calzoncillos ajustados, puesto que los calzoncillos holgados tipo bóxer no ofrecen una buena sujeción para la compresa. Existen unos calzoncillos fabricados de un material parecido a una red que están diseñados especialmente para mantener la compresa en su sitio. Si los utilizas, puedes ponerte el bóxer por encima. En el mercado encontrarás compresas diseñadas para hombres: tienen forma triangular y se presentan en varios tamaños. Así que, si tienes pequeñas pérdidas, podrás ponerte una compresa fina y, si sufres una incontinencia más importante, podrás utilizar compresas más gruesas y más absorbentes. Y si la incontinencia es más severa, existen unos pañales con forma de calzoncillos que son mucho más absorbentes y que te mantendrán limpio y seco.

Pinzas penianas

En el mercado se puede encontrar una gran variedad de pinzas para el pene. Yo aconsejo una de la marca Dribblestop. Son exactamente eso: pinzas para el pene. Estas pinzas encajan detrás del glande, están hechas de plástico y de un tipo de espuma que no absorbe el líquido. Aplican una ligera presión en la punta y en la base del pene de tal forma que no afecta la circulación de la sangre y, por tanto, se pueden llevar puestas todo el día si se quiere, aunque deberás quitártela de vez en cuando para orinar. Tienen piezas laterales de diferente medida para adaptarlas a cualquier tamaño de pene y asegurarse de que quedan suficientemente ajustadas para evitar las pérdidas de orina, pero no tan apretadas como para causar dolor.

Las pinzas penianas son adecuadas tanto para hombres que tienen el pene circuncidado como para los que no. Son efectivas si sufres una incontinencia severa que no puedes manejar con una o dos compresas pequeñas, y te permitirán jugar un partido de golf, dar un largo paseo o hacer lo que quieras sin tener que preocuparte por si humedeces el pantalón.

Por otro lado, también existen dispositivos peniles de varios tipos. En la mayoría de los casos necesitarás ayuda la primera vez para aprender a ajustarlos correctamente. Entre estos se encuentran los colectores urinarios, que se parecen bastante a un condón y se colocan en el pene de la misma forma. Disponen de un adhesivo en la parte interior que, al colocarse en el pene, permite fijarlo; la orina se recolecta en una pequeña bolsa que se ajusta en la pierna. Otros colectores se ajustan con unas tiras o tienen forma de calzoncillos. Para los hombres de edad más avanzada o con obesidad, que tienen el pene acortado o retraído, estos dispositivos no serán útiles y la mejor opción será las compresas.

Recuerda siempre que estos productos resultan de ayuda a corto plazo, así que hay que saber que no son una solución permanente a la incontinencia. En la mayoría de los casos, y después de una cirugía de próstata, resultarán útiles para manejar el problema mientras te vas recuperando.

Cirugía

Si sufres una incontinencia por esfuerzo severa, la cirugía podría ser la mejor solución.

Un esfínter artificial es un dispositivo que se implanta en el cuerpo después de suministrar anestesia general. Funciona igual que antes funcionaba el propio esfínter para mantener la continencia. Tiene tres partes: un manguito de presión que queda colocado alrededor de la uretra, una bomba que se coloca en el escroto al lado de uno de los testículos y un depósito de agua que se coloca en el abdomen. Funciona ejerciendo presión en la uretra. Es interno, así que no se puede ver. Al sentir la necesidad de orinar, hay que ir al baño y apretar la bomba del escroto; esto abrirá el manguito y la orina podrá salir. Luego, el manguito se vuelve a llenar de agua procedente del depósito y vuelve a ejercer presión sobre la uretra para mantener la continencia.

También es posible realizarse un implante inyectable en el cuello de la vejiga para mantenerlo cerrado y eliminar, así, la incontinencia.

Sea como sea, lo único que no debes hacer es no hacer nada. Muchos de los tratamientos y dispositivos de los que hemos hablado en este capítulo pueden ayudarte o solucionar tu problema. Espero que después de haberlo leído empieces a prestar más atención a la rehabilitación de tu suelo pélvico. Cuando te des cuenta de que no solamente es sencillo de hacer, sino que tiene un impacto favorable en tu calidad de vida, sentirás la motivación necesaria para solucionar completamente el problema de tu disfunción del suelo pélvico. ¡Será entonces cuando los hombres y mujeres juntos, y no solo las mujeres, empezarán la revolución del suelo pélvico! ¡Eso sería magnífico!

Glosario

Una explicación de las pruebas de vejiga y de intestinos más comunes

Análisis de orina: puede realizarse un análisis de la orina de diferentes formas. Es posible que se analice mediante una simple muestra en el hospital, o bien que se envíe la muestra al laboratorio para que la examinen con mayor detalle en el microscopio. El análisis de orina puede revelar muchas cosas sobre nuestra salud general y es una herramienta muy sencilla, y útil, en el diagnóstico de patologías como la diabetes, las enfermedades del riñón o las infecciones de orina. También para confirmar un embarazo, así que es una prueba que puede traer buenas noticias.

Cistograma: es una prueba para ayudar en el diagnóstico de problemas en la vejiga. Se introduce un contraste en la vejiga con un catéter y luego se realiza una radiografía.

Cistoscopia: para esta prueba se introduce un pequeño telescopio con una cámara por la uretra (en el caso de las mujeres) o el pene (en el caso de los hombres) para ver el interior de la vejiga. También puede estudiarse la uretra y el punto en que la uretra penetra la vejiga. Es un procedimiento que puede realizarse con anestesia local o general. La anestesia local se aplica cuando solamente se examina el interior de la vejiga con un cistoscopio flexible. La anestesia general se administra cuando es necesario insertar un cistoscopio más grande y rígido.

Colonoscopia: se realiza con un tubo flexible que tiene una luz y una pequeña cámara en el extremo. Se introduce por el ano y se realiza para examinar la pared del intestino grueso.

Control del residuo posmiccional: primero te realizarán una ecografía de la vejiga llena y luego te pedirán que la vacíes. Entonces harán otra ecografía para comprobar si la vejiga está completamente vacía. El residuo posmiccional es la cantidad de orina que queda en la vejiga cuando esta no puede vaciarse por completo

Defecografía o proctograma de defecación: es una prueba para ver el aspecto del intestino y del recto cuando se defeca. Examina lo que sucede en el suelo pélvico en el acto de defecar. Se realiza tanto con una resonancia magnética como con una radiografía.

Ecografía endoanal: esta prueba utiliza ultrasonidos para evaluar la estructura del esfínter anal. Se introduce una pequeña sonda en el ano para realizarla.

Ecografía funcional de suelo pélvico: se realiza una ecografía para examinar la función del suelo pélvico en las mujeres; entre otras cosas, te pedirán que contraigas y relajes el suelo pélvico, que tosas y que te agaches, para valorar cómo se comporta tu suelo pélvico.

Ecografía urológica: se realiza para comprobar que la vejiga se llena y se vacía adecuadamente. También sirve para ver todo el tracto urinario (riñones, uretra y vejiga) y detectar cualquier posible problema.

Estudio de tránsito intestinal: se realiza para evaluar el tránsito intestinal o cuánto tiempo tardan los alimentos en recorrer el intestino. Deberás ingerir unas pequeñas cápsulas de contraste y al cabo de unos cinco días te harán unas placas para ver si el contraste ha recorrido todo el intestino. Esto revelará la velocidad en que trabajan tus intestinos.

Estudio urodinámico: se realiza para examinar la función de la vejiga, del esfínter urinario y de la uretra. Es un estudio que se realiza para saber cómo está trabajando todo el aparato urinario, y también cómo se llena y se vacía la vejiga.

Flujometría: te pedirán que llegues con la vejiga llena y que orines en una máquina que se conoce como «flujómetro», que mide la velocidad del flujo de la orina y la cantidad de orina expulsada.

Manometría anorectal: en esta prueba se inserta un tubo flexible con un balón en el recto. Al inflar el balón, puede saberse de qué manera se contraen y se relajan el recto y el esfínter anal.

Agradecimientos

En primer lugar, quiero expresar mi agradecimiento a todos mis pacientes, sin los cuales no existiría este libro. Habéis sido muy fuertes y valientes al enfrentaros a estos problemas tan personales, difíciles e incómodos, y lo habéis hecho con un coraje auténticamente humilde. Gracias.

A mi esposo, William, y a mi hijastro, Charles, que son la luz de mi vida. Muchas gracias a ambos por vuestro amor y por estar siempre a mi lado. Nada de esto habría sido posible sin vosotros. ¡También os agradezco que me hayáis soportado a mí y al número inhabitual de comidas preparadas que ha conllevado este proceso de escritura!

A mi maravillosa familia, que ha hecho que yo sea quien soy, y a quien adoro con todo mi corazón: a mi madre y a mi hermano, Richard, y en memoria de mi padre, Peter, que creo que hubiera dicho simplemente «Maravilloso», al saber que su hija había escrito un libro. Todos lo echamos muchísimo de menos.

Al resto de mi familia: Anna, Marcus, Caleb, Amelia, Edward, Muriel, Caroline, Ed e Isobel. Sois los mejores, os quiero mucho a todos.

A Anna Van Trigt, mi increíble ayudante, y a la fabulosa Megan Clewes, que me soporta cada día ¡y me ha mantenido cuerda durante el proceso de escritura de este libro!

A Georgia Coleridge, que me animó a escribir este libro. Gracias, Georgia.

A Caroline Michel y a todas las personas de Peters Fraser and Dunlop, incluidos Tim Binding, Laurie Robertson y Lucy Irvine; muchas gracias por tener fe en mí.

Al equipo de Penguin: en primer lugar, a mi editora, Martina O'Sullivan, gracias por toda la ayuda y la paciencia que has tenido con esta escritora novel; también a Celia Buzuk, Julia Murday, Josie Murdoch, Clare Sayer, Elisabeth Merriman, Pat Rush, Rachael Tremlett y Ellie Smith; y a todo el resto del equipo que ha trabajado tan duro para que esto fuera posible.

A mis maravillosos colegas médicos que trabajan incansablemente cada día tratando a pacientes y ayudándolos a tener la mejor calidad de vida posible.

A mis buenos amigos Jayne y Anthony, Tarek y Susie, Clare y Richard, que siempre han estado a mi lado.

Índice analítico

acupuntura, 128
adolescentes
   incontinencia al reír, 57-5
agrandamiento de próstata, 182-185
alcohol
   e incontinencia de urgencia, 65
   y menopausia, 127
análisis de orina, 194
ano, 22, 157
   desgarro vaginal, 107
   fisuras anales, 168
   hombres, 19, 173, 174
   mujeres, 19, 137
   neuromodulación, 171-172
aplicaciones
   Elvie y dispositivos similares, 38-39
   Squeezy, 35, 45, 58, 67
Ashwini Mudra, 27
atrofia vaginal, 119
aumento de peso
   durante el embarazo, 102
   y el prolapso vaginal, 90-91, 94

y la disfunción eréctil, 153
y la incontinencia por esfuerzo, 57-58
y la menopausia, 126
y la próstata, 182-183

biorretroalimentación, 38, 39-41, 46
bótox, 72

cambios de humor, 124-125
catéter, 174
   recolector con catéter, 192-193
cesárea, 107-108
ciclismo, y disfunción eréctil, 154
cirugía
   abdominoplastia, 110-111
   incontinencia fecal, 172
   incontinencia urinaria masculina, 192-193
   labioplastia, 136
   prolapso vaginal, 77, 94-96
   próstata, 182-187
   reparación del suelo pélvico, 94-96

vejiga hiperactiva, 72-73
cistitis intersticial, 75
cistocele, 63, 79-80, 84, 86
cistograma, 194
cistoscopia, 75, 194
clítoris, 136, 137
colector de orina, 173-174, 192
colonoscopia, 195
comadronas, 99
compresas para la incontinencia, 26
  hombres, 190-191
  mujeres, 72-73
core, 22
correr, e incontinencia por esfuerzo, 56

defecación disinérgica, 160-161
desayuno, 163
desgarro vaginal, 106-107
diástasis de rectos abdominales, 109
dieta
  y estreñimiento, 69, 94, 127, 163
  y próstata, 182
  y síndrome de colon irritable, 165-166
  y urgencia fecal e incontinencia, 170
  y vejiga hiperactiva, 69
dieta FODMAP, 165
disfunción eréctil, 122, 150-154, 185
dispareunia, 144-145
doble vaciamiento, 42-43, 86, 141, 182
dolor
  de espalda y prolapso vaginal, 85-86
  en la sínfisis del pubis, 103
Dribblestop, 191

ecografía endoanal, 195
ecografía funcional de suelo pélvico, 195
edad
  y aumento de peso, 126-127
  y prolapso vaginal, 88-89, 92
  y próstata, 181
ejercicio del ciervo, 26
ejercicios
  de core, 33
  durante el embarazo, 102
  e incontinencia por esfuerzo, 57
  y disfunción eréctil, 153
  y estreñimiento, 163-164
  y menopausia, 124, 128
  y periodo postnatal, 54, 94, 108
  y prolapso vaginal, 94
ejercicios de suelo pélvico, 26-29
  adquirir el hábito, 34-35
  aplicaciones, 35, 38-39, 45-46
  biorretroalimentación, 39-41, 46
  Elvie y dispositivos similares, 38-39
  e incontinencia al reír, 57-58
  e incontinencia por esfuerzo, 54-55
  embarazo, parto y periodo postnatal, 97-98, 99-100, 113
  estimulación eléctrica, 37-38, 46
  herramientas y dispositivos, 35-39
  hombres, 44-46, 192-193
  incontinencia urinaria combinada, 75
  mujeres, 29
  pesarios vaginales, 36-37
  reverso, ejercicio de suelo pélvico, 189

Squeezy, 35, 45, 58, 67
y disfunción eréctil, 153-154
y eyaculación precoz, 148-149
y menopausia, 127
y prolapso vaginal, 93-94
y prostatectomía radical, 185-186
y sexo, 133
y síndrome de dolor pélvico crónico, 44
y vaginismo, 146-147
y vejiga hiperactiva, 69
ejercicios enfocados en los sentidos, 155
Elvie, 38-39
embarazo
    ejercicios durante el embarazo, 102
    y hemorroides, 166-168
    y pesarios vaginales, 42
    y suelo pélvico, 19, 21, 88, 97, 98, 99-104
    véase también parto
enterocele, 83-84
enuresis nocturna, 179
episiotomía, 104, 107
Escala de heces de Bristol, 164
escala internacional de síntomas prostáticos o escala IPSS, 182
esfínteres anales, 22-23, 27, 156, 157, 169-170
esfinteroplastia, 172
estilo de vida
    y disfunción eréctil, 153
    y menopausia, 127-128
    y prolapso vaginal, 93
    y próstata, 182
    véase también alcohol; aumento de peso; dieta; fumar; levantar pesos
estimulación
    del nervio sacro, 71, 171-172
    del nervio tibial, 71, 172
    eléctrica, 37-38, 46
estreñimiento, 157, 158-161
    defecación disinérgica, 160-161
    e incontinencia por esfuerzo, 57
    tratar el estreñimiento, 161-165
    y embarazo, 101, 102
    y menopausia, 122
    y prolapso vaginal, 88-89, 94
    y síndrome de dolor pélvico crónico, 188-189
Estring, 129
estrógeno, 128-129, 131-132, 145-146
estudio
    de tránsito intestinal, 196
    urodinámico, 196
eyaculación precoz, 148-150

fibroma, 91-92
fisuras anales, 168
flujometría, 196
Foley, Frederick, 174
fórceps, parto con, 104-105
Francia, 98
frecuencia urinaria, 60-66
    e infecciones del tracto urinario, 73-74
    normalidad, 64-66
    y cistitis intersticial, 75
    y menopausia, 117
fumar, 91, 94, 124, 153

Galeno, 26

heces, escala de Bristol, 164
hemorroides, 166-168
hernia
 de intestino, 81-83
 de vejiga, 80
hipermovilidad, 93, 141
Hipócrates, 26, 76
histerectomía y prolapso vaginal, 83, 89
hombre
 disfunción eréctil, 121-122, 150-154
 enuresis nocturna, 179
 eyaculación precoz, 148-150
 incontinencia de urgencia, 176-177
 incontinencia por estrés, 49, 175-176, 184-185
 incontinencia por rebosamiento, 178
 incontinencia urinaria, 173-174, 175-180, 185-186, 190-192
 nocturia, 178-179
 próstata, 181-185
 residuo postmiccional, 179-180
 síndrome de dolor pélvico crónico, 188-190
 suelo pélvico, ejercicios de, 26, 44-46
 uretra, 24-25
 y sexo, 148-155
hormonas bioidénticas, 131

incontinencia
 al reír, 57-58
 fecal, y urgencia, 165
 incontinencia de urgencia, 27, 60-66
 e incontinencia por esfuerzo, 58-59, 75
 entrenamiento de la vejiga, 67-69
 hombre, 175-178
 tratamientos, 70-73
 y menopausia, 117
 y prolapso vaginal, 84-85
 véase también vejiga hiperactiva, frecuencia y urgencia urinaria
incontinencia por esfuerzo, 27, 49-52
 acabar con el tabú, 52-54
 durante el sexo, 140-141
 e incontinencia de urgencia, 58-59, 75
 hombres, 176, 184-185, 192
 incontinencia al reír, 57-58
 resolver la incontinencia, 54-56
 y embarazo, 99, 100
 y laxitud vaginal, 141-142
 y menopausia, 116, 117
 y prolapso vaginal, 84-85
incontinencia urinaria
 combinada, 58-59
 compresas, 26, 72-73, 190-191
 durante el sexo, 140-141
 enuresis nocturna, 179
 hombres, 173-174, 175-180, 190-191
 nocturnia, 178-179
 por rebosamiento, 178
 residuo postmiccional, 179-180
 y prolapso vaginal, 84-85
 yoga y pilates, 43-44
 véase también incontinencia por esfuerzo, incontinencia de urgencia

infecciones del tracto urinario, 73-75, 81, 120-121
   y prolapso vaginal, 86
insomnio, 123-124
intestinos, 23, 156-157
   enterocele, 83-84
   fisuras anales, 168
   hemorroides, 166-168
   pruebas, 194-196
   síndrome de colon irritable, 165-166
   urgencia fecal e incontinencia, 169-172
   ventosidades, 168-169
   y prolapso vaginal, 81-83, 84
   véase también estreñimiento
introito, 136, 137
irrigación anal, 171

Kegel, Arnold, 27-28
   perineómetro de, 27-28

labios, 135
   mayores, 135
   menores, 135-136
levantar peso, 57, 89-90, 94
liquen
   escleroso, 145-146
   plano
loperamida, 170-171

manometría, 196
meato urinario, 136, 137
meditación, 127-128
memoria, 125
menopausia, 114-117, 130-131

cambios de humor, 124-125
controlar los síntomas, 127-132
e incontinencia de urgencia, frecuencia y urgencia urinaria, 118
e incontinencia por estrés, 117
insomnio, 123-124
memoria, 125
problemas asociados con, 122-127
rigidez muscular y de articulaciones, 124
sofocos y sofocos nocturnos, 123
y atrofia vaginal, 119-120
y aumento de peso, 126-127
y cistitis, 120-121
y disminución del deseo sexual, 121-122
y problemas de suelo pélvico, 117-122
y prolapso, 118-119
y prolapso vaginal, 89
y estreñimiento, 122
mindfulness, 128
monte de Venus, 135, 137
Morris, Margaret, 27
mujer
   ejercicios de suelo pélvico, 26, 27-28, 29-44
   embarazo, parto y suelo pélvico, 97-113
   incontinencia por esfuerzo, 49-59
   infección del tracto urinario, 73-75
   la menopausia y más allá, 114-132
   suelo pélvico, 19-25
   uretra, 24-25

y el sexo, 134-147
músculo puborrectal, 156, 157, 163
músculos abdominales, 109-111
músculos del suelo pélvico, 19, 21, 156
dolor en la cintura pélvica, 103
el Truco, 33
identificarlos, 30-31, 44-45
prolapso de los órganos pélvicos,
   véase prolapso vaginal
y ejercicios para fortalecer el core,
   33-35

neuromodulación, 171-172
nocturia, 178-179

obesidad, 90-91, *véase también*
   aumento de peso
orgasmos, 142-143

parto, 97-98
   desgarro vaginal, 105-106
   e incontinencia por esfuerzo, 49
   parto con fórceps o ventosa, 105
   parto por cesárea, 107-108
   parto vaginal, 104-105
   y prolapso vaginal, 81-82, 88, 92
   y suelo pélvico, 27, 103-109
   y urgencia fecal e incontinencia,
      157, 169-170
   véase también embarazo; periodo
      postnatal
perimenopausia, 115, 116
perineo, 137, 180, 187
   desgarro vaginal, 106-107
   episiotomía, 104

masaje, 106
y parto, 81, 104, 105
periodo postnatal, 97, 108-109
   ejercicios, 54-55, 108-109
   sexo, 111-113
   y ejercicios de suelo pélvico, 97-98
   y músculos abdominales, 109-111
   y prolapso vaginal, 94
Peristeen, 170, 171
pesarios vaginales, 36-37, 41-42, 57,
   77, 94, 96
pilates, 30, 43-44
pinzas penianas, 174, 175, 191-192
postmenopausia, 117, 120
proctograma de defecación, 195
progesterona, 103, 131
POP-Q, 86
prolapso
   de la cúpula vaginal, 83
   del útero, 82-83
prolapso vaginal
   causas principales, 88-93
   cirugía, 77, 94-95, 129
   cistocele, 79-81, 84, 85
   de la pared anterior, 63, 79-80, 84, 86
   de la pared posterior, 81-83
   e incontinencia de urgencia, 63-64
   enterocele, 83-84
   grados de, 86-87
próstata, 181-183
   e incontinencia de urgencia, 62-64
   e incontinencia por esfuerzo, 49
   nocturia, 178-179
   prostatectomía radical, 175, 185-188
   resección transuretral, 175, 183-185

tratamiento del agrandamiento de próstata, 182-183
prostatectomía radical, 175, 185-188
prostatitis crónica no bacteriana, 188-190
punto G, 139

quistes de Bartolino, 136

recto, 156, 157
   y desgarro vaginal, 106-107
   y prolapso vaginal, 81-83
rectocele, 81-82, 84
resección transuretral de la próstata, 175, 183-185
residuo posmiccional, 179-180
   control del, 180, 195
rigidez muscular, 124

sacro, 21
sexo, 21, 133-134
   disfunción eréctil, 150-154
   dolor, 144-145
   e incontinencia urinaria, 140-141
   ejercicios enfocados en los sentidos, 155
   eyaculación precoz, 148-150
   hombres, 148-155
   laxitud vaginal, 141-142
   liquen escleroso y liquen plano, 145-146
   mujeres, 134-147
   orgasmos, 142-143
   periodo postnatal, 111-113
   vaginismo, 146-147

vulvodinia, 143-144
   y menopausia, 121-122, 129-130
   y prolapso vaginal, 81, 82, 85
   y uretra, 24-25
síndrome
   de colon irritable, 157, 165-166
   de dolor pélvico crónico, 188-190
   de Ehlers-Danlos, 93
   de Marfan, 93
   de vejiga dolorosa, 75
   prostático, 175
sistema urinario, 23
sobrepeso *véase* aumento de peso
sofocos, 123
   nocturnos, 123
sonda anal, 195
sonda PFXa, 46
Squeezy, 35, 45, 58, 67, 88
suelo pélvico, 19-25
   ejercicios ver ejercicios de suelo pélvico
   hombres, 20, 173-193
   mujeres, 20
   periodo postnatal, 108-111
   y embarazo, 99-108
   y menopausia, 89, 116-123
   y parto, 103-108
   y sexo, 133-155

taoísmo, 26
terapia de reemplazo hormonal, 130-132
terapia sexual, 154
tos
   e incontinencia por estrés, 57
   y prolapso vaginal, 91

trabajo y embarazo, 102

uréteres, 24
uretra, 19, 20
　hombre, 24, 173, 174, 182
　mujer, 23, 24
　ordeñado de la, 180
　urgencia fecal e incontinencia, 165, 169-170
　　tratamientos, 170-172
urgencia urinaria, 60-66
　e infecciones del tracto urinario, 73-74
　y cistitis intersticial, 75
　y menopausia, 118
　y prolapso vaginal, 118
　véase también incontinencia de urgencia
útero, fibroma

vagina, 19, 134, 137-139
vaginal
　dilatador, 129-130, 145
　estrógenos, 128-129, 145
　laxitud, 141-142
　parto, 104
　parto asistido con ventosa o fórceps, 104-105
　pesarios, 36-37, 57, 76-77, 94
　prolapso *véase* prolapso vaginal
　sequedad, 119-120, 144-145
　　y estrógenos vaginales, 128-129
vaginismo, 146-147
vejiga hiperactiva, 60-66
　cirugía, 72
　doble vaciamiento, 42-43, 86, 141, 182
　e incontinencia por estrés, 58-59, 74-75
　ecografía, 195
　entrenamiento de vejiga, 67-69
　estimulación del nervio sacro, 71
　estimulación del nervio tibial, 71
　hombres, 176-177
　medicación, 70
　normalidad, 64-66
　pruebas, 194-196
　retraimiento, 67-69
　y bótox, 72
　y embarazo, 99-100
　y prolapso vaginal, 63-64, 79-81, 83, 86
　y sexo, 140-141
ventosa, parto asistido con, 104-105
ventosidad, 168-169
　vaginal, 139-140
vestíbulo, 136, 137
Victoria, reina, 77
vulva, 135-138
　liquen plano y liquen escleroso, 145-146
vulvodinia, 143-144

yoga, 43-44

Este libro utiliza el tipo Aldus, que toma su nombre
del vanguardista impresor del Renacimiento
italiano, Aldus Manutius. Hermann Zapf
diseñó el tipo Aldus para la imprenta
Stempel en 1954, como una réplica
más ligera y elegante del
popular tipo
Palatino

Cómo cuidar el suelo pélvico
se acabó de imprimir un día de
primavera de 2021, en los talleres
gráficos de Liberdúplex, s. l. u.
Crta. BV-2249, km 7,4.
Pol. Ind. Torrentfondo
Sant Llorenç d'Hortons
(Barcelona)